Erick Ramón Silva Bermúdez

DOENÇA CARDÍACA NA GRAVIDEZ

Erick Ramón Silva Bermúdez

DOENÇA CARDÍACA NA GRAVIDEZ

Uma breve análise clínico-epidemiológica contextual

ScienciaScripts

Imprint
Any brand names and product names mentioned in this book are subject to trademark, brand or patent protection and are trademarks or registered trademarks of their respective holders. The use of brand names, product names, common names, trade names, product descriptions etc. even without a particular marking in this work is in no way to be construed to mean that such names may be regarded as unrestricted in respect of trademark and brand protection legislation and could thus be used by anyone.

Cover image: www.ingimage.com

This book is a translation from the original published under ISBN 978-613-9-43990-4.

Publisher:
Sciencia Scripts
is a trademark of
Dodo Books Indian Ocean Ltd. and OmniScriptum S.R.L publishing group

120 High Road, East Finchley, London, N2 9ED, United Kingdom
Str. Armeneasca 28/1, office 1, Chisinau MD-2012, Republic of Moldova, Europe
Printed at: see last page
ISBN: 978-620-8-17741-6

CARACTERIZAÇÃO CLÍNICO-EPIDEMIOLÓGICA DAS DOENÇAS CARDÍACAS NA GRAVIDEZ

ERICK RAMÓN SILVA BERMÚDEZ

2024

PENSAMENTO

Perante todo o sofrimento humano, na medida do possível: dedique-se não só a aliviá-lo sem demora, mas também a destruir as suas causas; dedique-se não só a destruir as suas causas, mas também a aliviá-lo. sem demora.

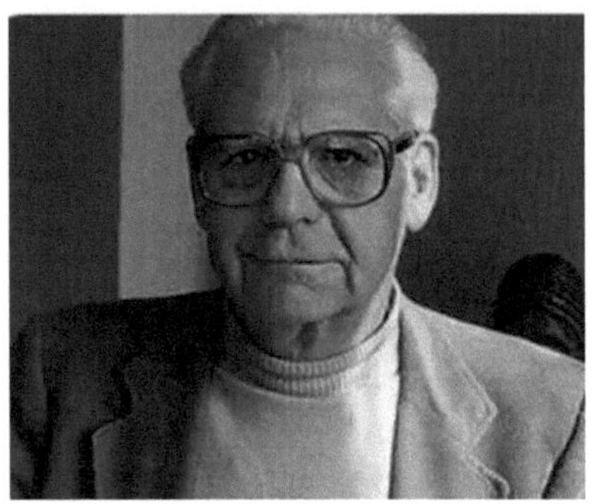

Michel Quoist (1921-1997)

DEDICAÇÃO

À minha família e aos meus amigos: Fonte inesgotável da minha dedicação.

AGRADECIMENTOS

Estou profundamente grato a todos os meus professores e colegas por me terem proporcionado os conhecimentos necessários ao longo da minha formação, especialmente aos professores do Serviço de Cardiologia do Hospital Vladimir Ilyich Lenin que, para além de serem meus professores, foram também meus colegas de trabalho e familiares durante o internato.

Ao Dr. Edel Lachataignerais Popa que, na qualidade de meu tutor, pôde oferecer-me toda a sua preciosa ajuda e colaboração no desenvolvimento desta investigação.

A minha eterna gratidão ao Dr. Fabián Ignacio Fernández Chelada e ao Dr. Bernardo Enrique Fernández Chelada pela sua ajuda incondicional na minha vida e no desenvolvimento do meu trabalho.

Gratidão ao DrC. Carlos Viltre Calderón por me ter aberto a cortina da publicação. ciência. Obrigado a todos.

ÍNDICE

RESUMO

Este livro é o resultado de uma investigação apresentada em opção ao título de especialista de primeiro grau em cardiologia. O estudo observacional descritivo foi realizado no Hospital Geral Universitário "Vladimir Ilich Lenin" em Holguin, Cuba, de janeiro a dezembro de 2022. O objetivo geral da tese foi contribuir para o Programa Mãe e Filho, para uma melhor compreensão da evolução da gravidez em pacientes com doença cardíaca, através da descrição de uma amostra desta condição. O universo foi constituído por 60 gestantes cardiopatas atendidas no ambulatório de cardiopatia e gravidez. Os casos foram acompanhados e a informação primária foi recolhida diretamente junto de cada doente pelo autor do estudo, através de um inquérito elaborado de acordo com os objectivos propostos, tendo a informação obtida sido contrastada com os dados dos processos clínicos. Para o tratamento da informação, foi criada uma base de dados que permitiu o processamento estatístico e a análise e discussão dos resultados. Os resultados do estudo mostraram que 31,7% dos casos apresentavam cardiopatia congénita, sendo a aorta bicúspide a mais frequente. No grupo das outras causas, predominou o prolapso da válvula mitral. Trinta por cento dos doentes em estudo apresentavam cardiopatia reumática, sendo a estenose mitral e a insuficiência valvular mitral as mais frequentes. Em 85% das grávidas, as cardiopatias foram diagnosticadas antes da gravidez. O cardiologista aconselhou 93,3% das grávidas a continuarem a gravidez. As complicações maternas secundárias à cardiopatia foram mínimas e ocorreram no terceiro trimestre. 65% tiveram parto eutanásico com um índice de prematuridade de 3,3%; não foi registada mortalidade perinatal ou materna.

INTRODUÇÃO

A sobrevivência de doentes adultos com doença cardíaca aumentou em resultado dos avanços na cirurgia cardiovascular e das novas tecnologias, resultando numa nova e crescente população de doentes em idade fértil com doença cardíaca operada.

Reconhece-se agora que a gravidez pode coexistir com a doença cardíaca e, embora esta seja a principal causa de morbilidade e mortalidade materna não obstétrica, é possível conseguir uma gravidez bem sucedida se houver um aconselhamento adequado na avaliação dos riscos, incluindo os riscos biológicos, psicológicos e socioeconómicos.

São igualmente importantes os riscos fetais e a teratogenicidade dos tratamentos propostos, como a utilização de anticoagulantes e certas acções contraceptivas específicas, transitórias ou permanentes. A utilização racional dos métodos contraceptivos é essencial para a saúde reprodutiva das mulheres com doença cardíaca.

A presença de doença cardíaca associada à gravidez é um problema sério porque, embora a incidência varie entre 0,4-2%, para muitos é a principal causa de mortalidade materna não obstétrica, e a sua incidência está a aumentar devido aos desenvolvimentos na cardiologia e na cirurgia cardiovascular que permitiram às mulheres com doenças cardíacas congénitas e outras não só sobreviver, mas também ter uma gravidez bem sucedida.

A diminuição da frequência da febre reumática e, por conseguinte, de uma possível doença cardíaca residual, bem como a melhoria do tratamento médico-cirúrgico da cardiopatia congénita, fazem com que o obstetra se veja confrontado com problemas muito diferentes dos de há duas ou três décadas. O rácio de 20:1 de doença cardíaca reumática e congénita é agora de 2:1 em muitos hospitais.

As restantes doenças relacionadas com o coração constituem um grupo menos frequente e incluem a hipertensão arterial, a doença cardíaca isquémica e as arritmias. As gravidezes em mães com doença cardíaca também têm sido associadas a uma maior incidência de parto pré-termo, atraso de crescimento intrauterino, sofrimento fetal e uma mortalidade perinatal de cerca de 18%, dez vezes superior à taxa de mortalidade geral. Na doença cardíaca congénita (DCC), a associação do risco hereditário também deve ser avaliada.

A gestação impõe uma sobrecarga hemodinâmica considerável ao sistema cardiocirculatório materno, de tal forma que pode produzir manifestações semiológicas que, num estado normal, simulam uma doença cardíaca. O coração doente é capaz de fazer face a esta sobrecarga em geral, mas a qualidade de vida da mãe e a morbilidade e mortalidade materna e fetal dependerão em grande medida deste facto.

Na mulher grávida com doença cardíaca, estão em jogo as vidas da mãe e do feto; a reserva cardíaca materna é limitada pela doença cardíaca existente e tem de fazer face às exigências circulatórias adicionais da gravidez. Isto, por sua vez, afecta o sistema cardiovascular materno e a doença cardíaca materna pode afetar tanto a mãe grávida como o feto.

Autores como Bouzas e Gatzoulis (2005) referem que as mulheres grávidas com cardiopatia congénita cianótica ou hipertensão pulmonar têm um risco aumentado de complicações e de mortalidade materna e fetal, pelo que a gravidez não é aconselhável nestas doentes; por outro lado, a maioria das doentes com cardiopatia congénita acianótica tolera a gravidez sem complicações e a mortalidade é igual à das doentes sem cardiopatia.

As lesões do miométrio representam 90% das observações, com um predomínio esmagador de estenoses e de etiologia reumática; as afecções congénitas atingem 6%, as outras afecções cardíacas chegam a 4%, embora nas últimas décadas se tenha verificado uma modificação notável no tipo de cardiopatias encontradas, ao reduzir-se a incidência das afecções de origem reumática; esta circunstância teve como consequência uma mudança na sua incidência relativa durante a gestação, que agora apresentam uma relação matemática de 3:1.

As cardiopatias congénitas são aceites com uma frequência "natural" constante de 0,8 por 100 nados-vivos e também, entre outras coisas, devido à eficiência e eficácia da terapia atual para as doenças reumáticas. A taxa de cesariana aumenta em função do grau funcional destas doentes, situando-se entre 10 e 20%.

Em Cuba, nos últimos 30 anos, a frequência de doenças cardíacas congénitas e reumáticas diminuiu quase 50 %, o que revela uma mudança no tipo de doença cardíaca, de acordo com Mendoza-Calderón et al (2012).

À medida que o tratamento médico e cirúrgico das cardiopatias congénitas melhora, o especialista que cuida de mulheres grávidas enfrenta um espetro muito diferente do de há duas ou três décadas.

Uma incidência semelhante é registada no Ocidente, onde predomina o prolapso da válvula mitral. O notável progresso que a cirurgia cardiovascular alcançou nesta época produziu uma outra mudança importante, vemos agora um número crescente de mulheres grávidas submetidas a operações cardiovasculares corretivas ou paliativas que lhes permitem realizar com sucesso o seu desejo de procriar. Muitos conceitos mudaram sobre este tema e, em consulta, os cuidados integrais, multidisciplinares e altamente especializados na vida pré e pós-concecional chegaram também aos doentes cardíacos. Por estas razões, torna-se cada vez mais necessária a avaliação deste tipo de doentes, o que permite definir o momento mais adequado para a gestação e deve incluir uma análise dos recursos necessários para responder às suas necessidades, respeitando os critérios da medicina baseada na evidência e a utilização de uma abordagem multidisciplinar.

As actividades são implementadas nos cuidados primários, secundários e terciários, com o princípio básico de que é preferível diagnosticar e tratar a doença cardíaca antes da gravidez. Por conseguinte, o prognóstico deste tipo de gravidez depende de: capacidade funcional cardíaca, complicações que aumentam a carga cardíaca, doenças associadas como a hipertensão (HTN), qualidade dos serviços médicos e factores socioeconómicos. Na província de Holguín, no nordeste de Cuba, a incidência de doenças cardíacas é baixa em relação ao número total de pacientes atendidas na maternidade provincial. Em termos gerais, o prognóstico da gravidez em pacientes com doença cardíaca depende da gravidade da doença cardíaca e do trabalho funcional cardíaco global, expresso na classificação da New York Heart Association dos graus de capacidade funcional I, II, III e IV. As doentes dos grupos III e IV são as que correm maior risco.

É comum vermos doentes com doença cardíaca sem complicações ou com capacidade funcional de grau I e II, que foram aconselhadas a evitar ou interromper a gravidez e, em muitas ocasiões, criam-se discrepâncias entre elas e os seus familiares. A proibição da gravidez para todas as doentes com doença cardíaca deve ser feita após uma avaliação abrangente por parte da equipa. A interrupção da gravidez como forma de preservar ou restaurar a compensação cardíaca raramente é necessária.

Os problemas acima referidos motivaram-nos a programar um acompanhamento das doentes cardíacas no decurso da gravidez e parto com avaliação clínico-epidemiológica do seu comportamento e a propor uma orientação adequada às doentes cardíacas na fase fértil e a detetar os seus factores de risco. Este trabalho, juntamente com as experiências adquiridas pelo autor, facilitará a criação de um critério único no coletivo que permitirá a prestação de aconselhamento obstétrico adequado a estas pacientes, contribuindo ao mesmo tempo para o Programa Mãe e Filho que é gerido na província pelo Hospital Geral Universitário "Vladimir Ilich Lenin". Tendo em conta que a investigação sobre o tema é escassa e que não existem registos estatísticos com dados exactos, o problema de investigação que se coloca é: Como se comporta clínica e epidemiologicamente a cardiopatia nas mulheres grávidas do Hospital Geral Universitário "Vladimir Ilich Lenin" da cidade de Holguín, durante o período de janeiro a dezembro de 2022?

OBJECTIVOS

Geral:

Determinar as caraterísticas clínico-epidemiológicas das doenças cardíacas em mulheres grávidas.

Específico:

- Identificar as principais doenças cardíacas associadas à gravidez.
- Determinar o momento do diagnóstico da doença cardíaca de acordo com a gravidez e a orientação recebida no aconselhamento obstétrico.
- Agrupar os doentes de acordo com a classe funcional da New York Heart Association.
- Determinar as complicações que ocorreram e o período da gravidez em que ocorreram.
- Determinar a relação entre as complicações cardíacas e a capacidade física funcional.
- Identificar a via final de parto e a morbilidade e mortalidade perinatais.

QUADRO TEÓRICO

A gravidez e o período periparto trazem consigo alterações cardiocirculatórias significativas que provocam um verdadeiro stress, ao qual uma grávida com função cardíaca normal se adapta fisiologicamente, mas quando existe uma doença cardíaca subjacente, a gravidez torna-se um fenómeno perigoso com rápida deterioração clínica e hemodinâmica, que pode descompensar a doente, aumentar o risco de complicações materno-fetais e eventualmente causar a morte.

A gravidez pode, por si só, causar insuficiência cardíaca numa doente cardíaca que não apresentava sinais de insuficiência cardíaca no início da gravidez e na qual, na ausência de gravidez, a lesão cardíaca não teria, por si só, conduzido à insuficiência cardíaca num período de tempo tão curto.

De um modo geral, a gravidez é uma das etapas mais importantes para a mulher. É a materialização do bem-estar do casal, a consolidação de uma relação e a continuação da vida. Durante a gravidez, ocorre uma série de alterações fisiológicas em todos os órgãos e sistemas para responder às exigências metabólicas do feto em crescimento.

Estas alterações são muito importantes, nomeadamente no sistema cardiovascular das mulheres sobreviventes de doenças cardíacas. Toda a fisiologia cardiovascular muda abruptamente para se adaptar às novas exigências metabólicas. E estas alterações aumentam o risco de complicações cardiovasculares e descompensação durante a gravidez e o parto em mulheres com doença cardíaca.

Globalmente, sabe-se que, de todas as gravidezes, entre 1 e 4% são afectadas por diferentes doenças cardiovasculares, tais como hipertensão arterial, insuficiência cardíaca, doenças valvulares, arritmias, entre outras. Mas as gravidezes especificamente afectadas por doenças cardíacas congénitas merecem uma atenção especial.

As mulheres com doenças cardíacas foram durante muitos anos "condenadas" a não poderem ter filhos devido ao risco acrescido de mortalidade materna que a gravidez representava para elas, pelo que o casamento, a gravidez e a amamentação eram praticamente limitados para estas doentes.

Há autores (Gutiérrez Aliaga, et. al., (2011) & Labrada Comas, et. al., (2016) que afirmam que foram e são cometidos muitos erros terapêuticos e que o aforismo que diz: "Em caso de cardiopatia seria preferível que a mulher não se casasse, que se casasse não fosse mãe, que se foi mãe imprudentemente uma ou duas vezes, não o fosse no futuro, que em caso de parto feliz se abstivesse de amamentar o seu filho" é inexato. Em meados do século passado, mais de 90% das crianças nascidas com cardiopatias congénitas complexas (CC) morriam antes da idade adulta; hoje, graças aos avanços no campo da cirurgia cardiovascular e dos cuidados intensivos perinatais e ao impacto da gravidez nas grávidas diagnosticadas com cardiopatias congénitas, isso não acontece (Hall, et. al., 2011), 2011). (Casellas, 2011).

Num estudo sobre mortes maternas no Reino Unido (1997-1999), as doenças cardíacas igualaram o tromboembolismo como a principal causa. Trinta por cento das mortes cardíacas foram devidas a doença cardíaca congénita, 15% a doença cardíaca isquémica e as restantes a outras doenças cardíacas adquiridas.

A associação entre gravidez e doença cardíaca pré-existente ou surgida durante a gravidez é a principal causa de morte materna indireta. Isto deve-se ao facto de 85% dos doentes pediátricos com doença cardíaca congénita sobreviverem até à idade adulta, aumentando assim a incidência de gravidezes complicadas por doença cardiovascular, bem como ao aumento da idade das primigestas, que varia entre os 28,8 e os 31,2 anos.

Nos estudos ocidentais, a doença cardíaca congénita representa 75-82% das doenças cardíacas na gravidez, enquanto nos países não ocidentais a doença valvular reumática é a principal causa.

O registo ROPAC (Registry of Pregnancy And Cardiac Disease), o registo mais importante em relação às doenças cardiovasculares e à gravidez, demonstrou que a doença cardiovascular mais prevalente nos países desenvolvidos é a doença coronária em 70% dos casos, em comparação com a doença valvular em 55% dos casos nos países em desenvolvimento.

Em relação à população da América Latina (LATAM) e das Caraíbas, conhecemos hoje um número estimado de ACS de mais de 1,8 milhões na América do Sul e 657.000 na América Central e nas Caraíbas, dos quais pelo menos 50% são mulheres em idade fértil. Esta população terá um crescimento anual de 5-6%, pelo que é de esperar que o número de gravidezes com doenças cardíacas também aumente.

Com base no conhecimento dos mais de 1,8 milhões de ACS que vivem na América do Sul e dos 657.000 da América Central e Caraíbas, podemos estimar que pelo menos 1,2 milhões de mulheres em idade fértil têm doença cardíaca.

Desde as últimas décadas, observou-se uma mudança no tipo de cardiopatia materna, com um aumento gradual no número de mães com cardiopatia congénita e uma diminuição naquelas com cardiopatia reumática, refletindo um declínio acentuado na incidência de febre. doenças reumáticas e muito melhor tratamento médico e cirúrgico da cardiopatia congénita, permitindo que muitas meninas não apenas atinjam a idade reprodutiva, mas o façam em uma condição que permita a gravidez (Aguilera Castro, et. al., 2011).

A Organização Mundial de Saúde (OMS) considera quatro grupos: grupo I, sem aumento da morbilidade e mortalidade durante a gravidez por doença cardíaca concomitante; grupo II, pequeno aumento da mortalidade e aumento moderado da morbilidade; grupo III, com um aumento significativo da mortalidade e morbilidade, a doente necessita de aconselhamento multidisciplinar e, caso decida engravidar, de tratamento numa unidade de referência; grupo IV, inclui doenças cardíacas e situações de risco extremo com elevada mortalidade, para as quais a gravidez está contra-indicada e, caso tenha ocorrido, deve ser considerada a interrupção voluntária da gravidez.

A classificação das cardiopatias congénitas e adquiridas de acordo com esta escala de risco permite ao cardiologista sem experiência com grávidas tomar uma decisão que possibilitará o encaminhamento imediato das doentes de alto risco para uma equipa multidisciplinar (Reinoso, et. al., 2012).

A situação da mulher na nossa sociedade mudou radicalmente e levou a uma mudança no tempo e na prioridade do desejo gestacional, o que a coloca em situações de maior risco para si e para os seus futuros bebés. Da mesma forma, os avanços da cardiologia e da cirurgia cardiovascular pediátrica permitiram modificar a história natural das cardiopatias congénitas e a vida quotidiana dos pacientes com estas patologias (Vega Gutiérrez, et. al., 2012).

Panorama geral das doenças cardíacas na gravidez.

Sinais de doença cardíaca em mulheres grávidas

- Cianose
- Hipocracia digital
- Ingurgitamento jugular persistente
- Sopro sistólico superior a III-IV/VI
- Sopro diastólico

- Cardiomegalia
- Arritmia sustentada documentada
- Corrigida a divisão do segundo ruído
- Sinais de hipertensão pulmonar
- Bibasal crepita.

Sintomas de doença cardíaca em mulheres grávidas

- Dispneia progressiva
- Ortopneia
- Dispneia paroxística nocturna
- Hemoptise
- Síncope de esforço
- Angina de esforço

Fisiologia cardiovascular na gravidez normal

O conhecimento das alterações hemodinâmicas que ocorrem durante a gravidez normal é muito importante no tratamento da paciente com doença cardiovascular. As adaptações cardiovasculares na gravidez têm como objetivo aumentar a perfusão uterina para responder às exigências da unidade feto-placentária em crescimento. O volume sanguíneo materno começa a aumentar a partir das seis semanas de gestação; o aumento é rápido até cerca das 32 semanas e atinge um patamar a partir daí, com um aumento máximo de 50% em relação à grávida.

Embora a massa de glóbulos vermelhos e o volume plasmático estejam aumentados, há um aumento relativo do volume plasmático em comparação com a massa de glóbulos vermelhos, causando a "anemia fisiológica da gravidez". O aumento do volume sanguíneo está parcialmente relacionado com o aumento da renina plasmática induzido pelos estrogénios. Na gravidez, a renina não é produzida apenas nos rins, mas também no útero e no fígado (Valladares-Carvajal, et al., 2011).

Alterações fisiológicas durante a gravidez e o parto

As principais alterações fisiológicas que ocorrem durante a gravidez e o parto são as seguintes:

- Aumento progressivo do volume plasmático (até 30-50%), sobretudo a partir do 2º trimestre. Isto deve-se ao relaxamento dos músculos lisos vasculares por factores endoteliais (prostaciclina e estrogénios) e à retenção de hidrossalina.
- 10-15% de aumento da frequência cardíaca.
- O débito cardíaco (DC) aumenta para 30-50% por volta das 24-26 semanas de gestação, mantendo-se depois estável.
- Redução da resistência vascular periférica levando a uma diminuição da pressão arterial sistémica (T.A.).
- Estado de hipercoagulabilidade que aumenta o risco de tromboembolismo.
- Durante o trabalho de parto, há um aumento da G.C. e da T.A. com as contracções uterinas. Imediatamente após o parto, há um aumento abrupto da pré-carga devido às contracções uterinas, à descompressão da veia cava inferior e ao retorno do sangue uterino à circulação sistémica.
- As adaptações cardiovasculares associadas à gestação retornam aproximadamente 6 semanas após o parto.

De um modo geral, as alterações fisiológicas que ocorrem em todos os órgãos e sistemas durante a gravidez têm como objetivo permitir que a mulher se adapte às novas condições necessárias para responder às exigências metabólicas do feto em crescimento. As alterações do sistema cardiovascular durante a gravidez representam uma das mais significativas e, no que diz respeito às doenças cardiovasculares congénitas, são de grande relevância, pois predizem desde muito cedo o sucesso ou o fracasso da gravidez.

A função destas alterações é responder às exigências hemodinâmicas do volume que deve ser encaminhado para o útero aumentado devido à gestação e ao seu sistema vascular secundariamente hipertrofiado. Este facto aumenta o fornecimento de nutrientes e de oligoelementos para o crescimento do feto e da placenta. O aumento do volume circulante atenua o impacto da diminuição do retorno venoso (secundário à diminuição da resistência vascular sistémica e ao efeito mecânico do útero sobre o retorno venoso sistémico). E, por fim, protege a mãe aquando das hemorragias associadas ao parto.

Assim que o volume circulatório aumenta, o débito cardíaco (DC) aumenta a partir das 5-8 semanas de gestação. Estas alterações continuam a aumentar em

50% entre as 16 e as 20 semanas de gestação, resultando num volume de 4,6 l/min a 8,7 l/min. O fluxo sanguíneo é redistribuído, com 25% do GCS a atingir o útero grávido e a placenta; o fluxo para a pele, os rins e as glândulas mamárias também aumenta significativamente. Em resposta a este aumento de volume, os ventrículos dilatam-se e acomodam o novo volume circulatório. Mas isto não se traduz num aumento líquido das pressões diastólicas finais. O volume diastólico final do ventrículo esquerdo (VE) aumenta, mas o volume sistólico final permanece o mesmo, resultando num aumento puro da fração de ejeção. Durante esta expansão de volume, não só o volume circulante expresso em volume plasmático aumenta, como também o número de glóbulos vermelhos; mas, comparativamente, o volume plasmático aumenta mais, o que resulta numa anemia dilucional. O VE desenvolve uma ligeira hipertrofia fisiológica, com um aumento da massa de 30-35%, que reverte nos primeiros 3 meses pós-parto. A função diastólica do VE não se altera com a gravidez. Devido ao aumento das pressões abdominais e pélvicas causadas pelo aumento do útero, o retorno venoso sistémico dos membros inferiores é reduzido e retardado, o que secundariamente causa edema dos membros inferiores e da região pélvica, predispondo à trombose venosa profunda (associada a outros factores de risco). A pressão na veia cava inferior e nas veias femorais aumenta até 75% e, devido à circulação colateral, o retorno venoso é mantido, garantindo assim uma pressão de enchimento estável. A pressão arterial sistólica, diastólica e média caem para valores próximos de metade dos valores pré-gestacionais, sendo a queda da pressão diastólica mais acentuada, causada pelos efeitos neuro-hormonais dos progestagénios com redução da resistência vascular sistémica (RVS), que diminui gradualmente, atingindo o seu pico às 20 semanas (até 35% inferior aos valores pré-gestacionais). A seguir, aumenta à medida que a gestação atinge o termo; no entanto, permanece aproximadamente 20% abaixo do valor de referência, e esta diminuição da pressão arterial pode permanecer após o parto, uma vez que são possíveis alterações vasculares a longo prazo. A pressão capilar pulmonar em cunha e a pressão venosa central não se alteram significativamente. No termo, pode haver um aumento da pressão arterial sistólica braquial, secundário ao aumento da VSR devido à compressão da aorta. 10-15% das grávidas apresentam a síndrome de hipotensão supina, que se manifesta com bradicardia e hipotensão, resultante de uma queda significativa do retorno venoso que não pode ser adequadamente compensada pelo sistema cardiovascular.

Alterações resultantes de exames físicos do sistema cardiovascular

De um modo geral, a gravidez provoca um aumento do tamanho do coração devido a um aumento do volume e da força de contração. Além disso, a elevação do diafragma devido ao aumento do útero provoca alterações no exame físico que descreveremos a seguir: na ausculta, a primeira bulha pode estar acentuada, com desdobramento dos componentes mitral e tricúspide; a segunda bulha tem pouca alteração e varia menos com a respiração; uma terceira e quarta bulhas podem ser auscultadas em até 16% das gestantes e geralmente desaparecem no termo; em algumas pacientes aparecem sopros, geralmente sistólicos grau II audíveis na borda esternal esquerda, devido às alterações volumétricas já citadas, causando dilatação do anel tricúspide.A deslocação diafragmática provoca um movimento do coração para a esquerda e cefálico, resultando numa deslocação do ponto de máximo impulso na mesma direção e numa maior visualização da silhueta cardíaca na radiografia do tórax. A elevação do diafragma gera movimento do coração, resultando em maior silhueta cardíaca na radiografia de tórax. O eletrocardiograma também apresenta alterações que são mais acentuadas no terceiro trimestre. Aumento da frequência cardíaca, encurtamento dos segmentos PR e QT, deslocação do eixo QRS para a direita no primeiro trimestre, mas pode deslocar-se para a esquerda no terceiro trimestre. Também pode ser observado um segmento ST deprimido ou achatado nas derivações precordiais e dos membros esquerdos. O estudo ecocardiográfico mostra hipertrofia ventricular esquerda excêntrica a partir das 12 semanas, com um aumento de 50% da massa no termo. Os diâmetros dos anéis valvulares aumentam e pode observar-se algum grau de regurgitação, mas o anel aórtico permanece inalterado.

Risco materno

A estratificação do risco baseia-se em conhecimentos básicos sobre as alterações fisiológicas durante a gravidez e no conhecimento estabelecido de determinadas condições que envolvem uma elevada mortalidade. Recentemente, foram publicados alguns estudos observacionais prospectivos sobre factores de risco para complicações cardiovasculares durante a gravidez, bem como pequenos estudos específicos de doenças, na sua maioria retrospectivos e sem informação ecocardiográfica. Em geral, as questões a serem consideradas são:

- As doenças que implicam um débito cardíaco limitado, ou seja, condições obstrutivas do lado esquerdo, não serão bem toleradas.
- A diminuição das resistências vasculares periféricas significa que as

insuficiências valvulares do lado esquerdo e os shunts esquerdo-direito serão bem tolerados, enquanto que, pela mesma razão, as condições com shunts direito-esquerdo não serão bem toleradas.

- Está bem estabelecido que a hipertensão pulmonar primária e a síndrome de Eisenmenger acarretam um risco proibitivo, com 30-50% de mortalidade durante a gravidez.
- A necessidade de anticoagulação secundária a próteses mecânicas implica um risco materno e fetal significativo.

O risco para o feto

A doença cardíaca congénita é o grupo mais comum de anomalias congénitas e tem uma elevada morbilidade e mortalidade. A abordagem atual em medicina fetal consiste em abordar o feto como um doente.

O diagnóstico pré-natal das cardiopatias congénitas deve ser realizado como parte da avaliação anatómica do feto em cada trimestre da gravidez. Esta avaliação está indicada para todas as grávidas, uma vez que a maioria das cardiopatias congénitas ocorre na população de baixo risco, ou seja, sem factores de risco identificáveis. Existe um pequeno grupo de cardiopatias que, devido à sua natureza desenvolvimental e fisiopatologia, só podem ser identificadas tardiamente na gravidez ou mesmo após o nascimento. À medida que a gravidez avança, factores como a posição do feto, os movimentos fetais, a ossificação das costelas, a quantidade de líquido amniótico, etc., tornam a avaliação mais difícil. O ecocardiograma fetal com Doppler é uma avaliação pormenorizada para identificar e caraterizar as anomalias cardíacas fetais antes do nascimento. A avaliação inclui cortes axiais e complementares de ultrassom; avaliação da função e do ritmo cardíaco e biometria cardíaca.

Permite identificar os fetos que necessitam de intervenções pré e pós-natais imediatas. Em doentes de risco, a avaliação deve ser efectuada em cada trimestre. Após o diagnóstico de cardiopatia congénita, o tratamento deve ser efectuado por uma equipa multidisciplinar composta por diferentes especialistas: cardiologista pediátrico, obstetra, geneticista perinatal, neonatologista, psicólogo, cirurgião fetal e cirurgião pediátrico, de acordo com as necessidades de cada caso particular. Desta forma, é possível estabelecer o momento ideal do nascimento, o local adequado e o tratamento pós-natal, de acordo com as opções terapêuticas disponíveis e o prognóstico perinatal. Os principais objectivos são fornecer um diagnóstico preciso, fornecer informações claras sobre o prognóstico, oferecer opções de tratamento e ajudar os pais a tomar decisões, respeitando a sua autonomia.

O diagnóstico de cardiopatia congénita crítica permite a coordenação do parto programado e a redução da mortalidade antes da cirurgia, comparativamente ao diagnóstico pós-natal. Em fetos com patologia selecionada, a terapêutica fetal pode modificar a história natural da doença e, assim, melhorar o seu prognóstico, como a administração transplacentária de fármacos antiarrítmicos em fetos com arritmias e risco de insuficiência cardíaca, a valvuloplastia aórtica com balão em fetos com estenose aórtica crítica, a valvuloplastia pulmonar com balão em fetos com atrésia pulmonar e a atriosseptostomia em doentes com ventrículo esquerdo hipoplásico.

O risco de transmissão de uma doença cardíaca congénita à descendência deve ser considerado antes da conceção. Em geral, este risco pode ser estimado em cerca de 4%, enquanto o risco de doença cardíaca congénita na população em geral é de 0,8%.

Algumas doenças são herdadas num padrão autossómico dominante, como a síndrome de DiGeorge, a síndrome de Marfan, a cardiomiopatia hipertrófica ou a síndrome de Noonan, com um risco de transmissão de 50%. A incidência de complicações fetais e neonatais nas grávidas com cardiopatia é superior à da população em geral, sendo o atraso de crescimento intrauterino, a prematuridade, a hemorragia intracraniana e a perda fetal as principais complicações relatadas.

Tratamento de doenças cardíacas durante a gravidez

Muitas mulheres com doença cardíaca em todo o mundo tiveram gravidezes inadequadas, mas poucas delas foram avaliadas e monitorizadas por grupos médicos adequados (cardiologista, internista, obstetra, geneticista, neonatologista e anestesista). Por conseguinte, de acordo com as suas condições de base e estado gestacional, é importante que as doentes reconheçam os sintomas normais e anormais para serem consultadas atempadamente e tratadas por uma equipa médica adequada. Os avanços na cirurgia cardíaca mudaram a história das doenças cardíacas congénitas, permitindo que um número crescente de mulheres atinja a idade adulta e seja capaz de engravidar. Apenas nos países em vias de desenvolvimento, onde a cardiopatia reumática é prevalente, as lesões provocadas pela cardiopatia reumática são responsáveis por complicações durante a gravidez, altura em que se manifesta a maioria das alterações cardíacas secundárias a alterações fisiológicas nos diferentes parâmetros hemodinâmicos. No entanto, se as doentes não reconhecerem os sintomas anormais e não receberem o estudo e o tratamento adequados, o seu prognóstico e o produto da sua gravidez serão mais reservados, apesar da tecnologia e dos recursos humanos disponíveis.

Os tipos mais comuns de doença cardíaca congénita na gravidez são:

Defeito do septo atrial (DSA) Se não houver hipertensão pulmonar, a gravidez é bem tolerada mesmo que o defeito não seja corrigido, embora após a quarta década o risco de arritmias supraventriculares e o risco de embolia paradoxal aumentem.

Defeito do septo ventricular (DSV): Se for grande e não for corrigido, pode levar a insuficiência cardíaca (IC) e arritmias. Se a H.T.P. estiver presente, o risco materno é muito elevado. Se a CIV for restritiva, a gravidez é geralmente bem tolerada, embora exista o risco de endocardite bacteriana. Nos casos de CIV não reparada, pode ocorrer hipotensão grave no pós-parto devido a hemorragia e reversão do shunt, exigindo volume e vasopressores para estabilização.

Ducto: Quando é pequeno, existe apenas o risco de endocardite. Se for grande e tiver sido submetido a cirurgia, pode ser considerado normal, embora possa haver sequelas de resistência pulmonar elevada ou dilatação ventricular. Quando é grande e persistente, pode aparecer I.C. e neste caso pode ser recomendado repouso e diuréticos, bem como avaliar a necessidade de encerramento. No período pós-parto, se a H.T.P. estiver presente, a hipotensão arterial pode reverter o shunt, assim como na CIV.

Coartação da aorta: As complicações maternas são raras, mas podem ser graves naquelas sem cirurgia da A.T.H.. Apesar da correção cirúrgica na infância e da normalização da A.T., existe o risco de dissecção ou rutura da aorta durante a gravidez, especialmente nas aortoplastias com patch de Dacron, angioplastias com cateter balão em coartação nativa e associadas a aorta bicúspide. Outras complicações podem incluir insuficiência cardíaca, H.T.A., angina e endocardite infecciosa. Existe controvérsia sobre se a interrupção da gravidez deve ser feita por cesariana ou por parto normal.

Tetralogia de Fallot: É a CC cianótica mais frequente nas gestações pós-correção. O risco é semelhante ao da população em geral, principalmente se as lesões residuais (insuficiência pulmonar e obstrução da via de saída do ventrículo direito) forem leves, se houver função ventricular adequada e se não houver arritmias aos esforços. Indicadores de mau prognóstico seriam hematócrito $> 60\%$, saturação de O2 $< 80\%$, pressão sistólica do ventrículo direito $> 50\%$ da sistémica e história de síncope. Seguindo esta classificação, pode afirmar-se que os dois principais grupos de cardiopatias congénitas na gravidez são

Cardiopatia congénita reparada: este é o cenário ideal, uma vez que todas as raparigas com cardiopatia **congénita** devem ser submetidas a uma reparação cirúrgica e/ou hemodinâmica durante a infância ou adolescência, permitindo assim restaurar a situação hemodinâmica anterior à reparação cirúrgica e/ou hemodinâmica.

O estado hemodinâmico do doente (muitas vezes incompatível com a vida numa doença coronária complexa), restabelecer uma hemodinâmica normal e atingir assim a idade adulta.

Em particular, para as mulheres que foram submetidas a reparação do CC, permite-lhes (dependendo do CC) levar uma gravidez até à idade adulta. No entanto, esta afirmação deve ser analisada com cautela, uma vez que nem todas as CC são capazes de levar a cabo uma gravidez normal. De facto, após uma reparação de uma CC, existem frequentemente resíduos, sequelas e complicações da CC que deterioram o estado hemodinâmico da mulher. Em resumo, os resíduos hemodinâmicos da DCC manifestam-se como shunts persistentes a diferentes níveis (auriculares, ventriculares, valvulares) ou shunts extracardíacos que aumentam o fluxo pulmonar, prejudicam a função cardíaca, provocam novas insuficiências valvulares, têm um efeito pró-arritmogénico, entre outras consequências.Como já foi descrito anteriormente, durante a gravidez, o aumento do volume circulante, o aumento do DC, aumentaria o efeito hemodinâmico da DCC residual (por exemplo, defeito septal ventricular residual, regurgitação valvular residual, estenose valvular residual), diminuindo, em geral, a capacidade do sistema cardiovascular de se adaptar às alterações fisiológicas que normalmente deveriam ser toleradas durante a gravidez.

Doença cardíaca congénita não reparada: este cenário não é adequado, uma vez que muitas mulheres com DCC nem sequer sabiam que tinham DCC. Não é raro que uma CHD seja diagnosticada pela primeira vez na idade adulta, e apenas quando ocorre no contexto de uma complicação de CHD durante a gravidez.

Embora muitas das DCC diagnosticadas pela primeira vez na idade adulta sejam simples ou de complexidade média, não é raro encontrar DCC complexas não reparadas. Especificamente nos países da América Latina e das Caraíbas, o diagnóstico de CHD não reparada na idade adulta pode atingir os 30%. Em suma, todas as alterações hemodinâmicas fisiológicas duplicam ou triplicam consoante o grau de impacto hemodinâmico da CHD não reparada. E, consoante o tipo de CHD (cianótica ou não cianótica), alguns não poderão continuar a gestação ou não poderão levar a termo a gravidez. Este facto tem consequências não só para o feto, que em muitos casos acaba por ficar imaturo e morrer, mas também tem consequências graves para a saúde materna.

Doenças cardíacas complexas

Existe um grupo de cardiopatias congénitas mais complexas, estatisticamente raras, mas que causam problemas clínicos importantes, como a atresia tricúspide, a doença de Ebstein, o ventrículo único e o tronco. Na série de Presbitero 7 de 96 gestações em 44 pacientes com CC cianótica, excluindo a situação de Eisenmenger, a freqüência de complicações maternas foi de 32%: insuficiência cardíaca, taquicardia paroxística supraventricular, trombose e endocardite. O número de recém-nascidos vivos foi de 41 (43%), dos quais 15 (37%) eram pré-termo.

Transposição das grandes artérias: Nas pacientes operadas pela técnica de Senning ou Mustard, o principal problema estará relacionado com a tolerância da V.D., que fica submetida à pressão sistémica, devido à sobrecarga de volume provocada pela gravidez. O bloqueio átrio ventricular também pode ser freqüente. Ainda há pouca informação sobre pacientes corrigidas com a técnica de Jatene (arterial switch).

Atresia tricúspide: Com o tratamento de Fontan, a mulher pode ter uma gravidez bem tolerada, embora o ventrículo único tenha de assumir a sobrecarga de volume. As complicações podem incluir I.C. ou flutter auricular. Na série de Canobio 10 de 126 mulheres operadas com a técnica de Fontan, foram registadas 38 gravidezes, com 45% de nados vivos, todos de baixo peso.

Doença de Ebstein: As complicações maternas dependem do grau de regurgitação tricúspide, disfunção ventricular direita e cianose devido ao shunt atrial direita-esquerda. Quanto maior a cianose, maior o risco de embolia paradoxal, hipoxémia fetal, endocardite e C.I. direita. A incidência de arritmias supraventriculares paroxísticas aumenta durante a gravidez.

Síndroma de Eisenmenger: Como já foi referido, a mortalidade materna é significativa e pode atingir os 50%, bem como o risco fetal de aborto, prematuridade ou baixo peso à nascença, pelo que é altamente recomendável evitar a gravidez. Daliento estudou a história natural e os factores de risco em 188 pacientes com Síndrome de Eisenmenger, seguidas durante 31 anos, e encontrou uma mortalidade materna significativa (27%) relacionada com a gestação, uma elevada incidência de abortos espontâneos (35,8%), bem como doenças cardíacas na descendência (20%).

Em caso de gravidez, recomenda-se a hospitalização precoce devido ao risco de parto prematuro, e o tratamento anticoagulante durante as últimas 8-10 semanas e 4 semanas após o parto.

As valvulopatias incluem as seguintes listas:

Estenose mitral: A mais frequente é de origem reumática. Na Estenose Mitral ligeira ou moderada, o tratamento será médico com diuréticos para melhorar os sintomas de congestão pulmonar e venosa, e beta-bloqueantes para diminuir a frequência cardíaca (F.C.) materna e assim prolongar o enchimento diastólico ventricular.

Nos casos de estenose mitral grave (classe funcional III-IV e/ou área mitral < 1cm2), a valvuloplastia mitral (percutânea ou cirúrgica) deve ser recomendada antes da conceção, pois aumenta consideravelmente o risco materno e fetal. O parto vaginal com monitorização hemodinâmica deve ser aconselhado, com manutenção até várias horas depois, dado o aumento súbito da pré-carga após o parto.

Regurgitação mitral: É normalmente causada pelo prolapso da válvula mitral e é geralmente bem tolerada, dada a redução da resistência vascular sistémica.

O tratamento médico dos doentes sintomáticos baseia-se no tratamento diurético da congestão pulmonar e no tratamento vasodilatador quando acompanhado de HTA sistémica. Deve ser lembrado que a
Os I.E.C.A.S. são contra-indicados na gravidez.

Estenose aórtica: A causa mais comum é congénita. Pode agravar-se devido ao aumento fisiológico da pré-carga e diminuição da pós-carga que ocorre na gravidez, pelo que quando existe estenose grave (gradiente > 50 mmHg) ou sintomática, a gravidez deve ser evitada até à sua correção. A avaliação da tolerância à gravidez deve ser efectuada antes da conceção através de ecocardiograma e ergometria.

Quando a estenose é grave, mesmo em mulheres assintomáticas, existe um risco elevado durante a gravidez de edema pulmonar, angina, C.I. esquerda, morte súbita e aborto espontâneo. Nos casos de válvula bicúspide, existe um risco acrescido de dilatação da raiz da aorta, o que aumentaria a probabilidade de dissecção no terceiro trimestre de gravidez.

Insuficiência aórtica: Quando a função ventricular esquerda está preservada, é normalmente bem tolerada durante a gravidez. É geralmente devida a uma válvula bicúspide ou à síndrome de Marfan. O tratamento, se necessário, será feito com diuréticos e vasodilatadores. A I.E.C.A.S. deve ser evitada durante a gravidez e substituída por nifedipina ou hidralazina.

Síndrome de Marfan: As mulheres com esta entidade têm frequentemente dilatação aórtica progressiva com insuficiência aórtica e prolapso mitral que leva a insuficiência mitral (I.M.). As complicações mais importantes são a dissecção da aorta e a rutura da aorta. Se a gravidez for uma possibilidade, a raiz da aorta deve ser avaliada, uma vez que um diâmetro > 4-5 cm está associado a um maior risco de complicações fatais, pelo que a gravidez deve ser desaconselhada. Durante a gravidez, recomenda-se a realização de ecocardiogramas seriados, mesmo que o tamanho da aorta seja normal, a restrição da atividade física e o tratamento com beta-bloqueadores, se necessário, para evitar a dilatação progressiva da aorta. Na altura do parto, a anestesia geral e a cesariana parecem ser aconselháveis para evitar aumentos súbitos da pressão arterial.

Próteses de válvulas

A mortalidade materna é estimada em 1-4% nas portadoras de próteses mecânicas e está relacionada com a trombose valvular. O estado de hipercoagulabilidade aumenta o risco de tromboembolismo. Os anticoagulantes aumentam o risco fetal.

O uso de anticoagulantes em gestantes portadoras de próteses é essencial devido ao aumento do risco de tromboembolismo. No entanto, o tipo de anticoagulação é controverso, existem diferentes diretrizes e é necessário chegar a um consenso com a grávida sobre o tipo de diretriz a seguir.

Os medicamentos dicumarínicos são os que melhor protegem as mulheres contra o risco de trombose, mas durante as primeiras 6-10 semanas de gravidez podem causar embriopatia no feto. Também no final da gestação, apresentam um risco de perda fetal ou de hemorragia maciça na mulher durante o parto. A heparina s.c. ou i.v. está indicada para evitar o risco de embriopatia, mas na mulher grávida pode causar trombocitopenia, osteoporose, hematomas ou abcessos estéreis. A heparina de baixo peso molecular não afecta o feto mas, tal como a heparina sódica, tem um risco de trombopenia e não existe literatura que demonstre a sua utilidade em grávidas com próteses mecânicas, embora seja muito utilizada em patologia autoimune.

No entanto, existe um grupo de lesões cardíacas que não podem ser detectadas no período pré-natal:

- Ducto arterioso patente.

- Defeito do septo atrial do tipo ostium secundum.
- Obstruções ligeiras/moderadas dos grandes vasos (estenose aórtica, estenose pulmonar e coartação da aorta).
- Alguns defeitos do septo ventricular.

Indicações maternas frequentes para a realização de ecocardiografia fetal e risco aproximado de malformação cardíaca fetal (Mendoza-Calderón, et. al., (2012) & Mayorga, et. al., 2013).

1) História familiar

a. Um filho anterior afetado (~2%)

b. Duas crianças afectadas (~10%)

c. Doença cardíaca materna (~4%)

d. Doença cardíaca paterna (~2%)

e. Síndromes genéticas (variável)

2) Doença metabólica materna pré-existente

a. Diabetes Mellitus (4-6%)

b. Fenilcetonúria (12-16%)

3) Infecções maternas

a. Parvovírus B19

b. Rubéola

c. Coxsackie

4) Exposição a teratogéneos

a. Retinóides

b. Fenitoína

c. Carbamazepina

d. Ácido valpróico

e. Lítio

f.Álcool

5) Anticorpos maternos

a. Anti-Ro (SSA) e Anti-La (SSB)

Contraceção em mulheres com doença cardíaca

É um instrumento essencial para evitar gravidezes não planeadas ou para tornar obrigatória a interrupção da gravidez. Nenhum contracetivo é ideal para uma mulher com doença cardíaca e devem ser tidos em conta os seguintes aspectos:

- Os métodos "naturais" e de barreira não são recomendados devido à sua elevada taxa de insucesso.

- Os contraceptivos orais combinados estão contra-indicados se houver risco de tromboembolismo, devido ao risco trombótico dos estrogénios.
- Os contraceptivos com progestagénios isolados não aumentam o risco de trombose e têm poucos efeitos secundários (metrorragia irregular), mas a sua eficácia é inferior à dos contraceptivos combinados. A utilização de progestagénios intramusculares pode ser considerada, especialmente em adolescentes que não têm a certeza de manter o tratamento diário com medicação oral.
- Os dispositivos intra-uterinos libertadores de progestagénio constituem um avanço importante, uma vez que são altamente eficazes, não aumentam o risco de trombose e reduzem a hemorragia menstrual.
- Os métodos de esterilização definitiva devem ser considerados para as mulheres com elevado risco de gravidez ou quando o casal tiver concluído o seu desejo de ter filhos (Román Rubio, et. al., (2010) & 25. Fayad Saeta, et. al., (2009).

Estratificação e classificação do risco cardiovascular

Idealmente, todas as mulheres em idade fértil, portadoras e sobreviventes de uma reparação de DCC, devem ter na sua história clínica um risco pré-gestacional devidamente pré-estabelecido pelo seu cardiologista assistente no ACC. Este risco pré-gestacional é determinado com base no tipo de DCC, estado clínico atual, classe funcional da NYHA (New York Heart Association), entre outras variáveis. Estão disponíveis diferentes escalas e pontuações para calcular e estabelecer o risco de complicações adversas durante a gravidez e a DAC. Entre eles está o escore de risco CARPREG I e II (Cardiac disease in pregnancy), que determina quatro preditores de complicações maternas: eventos cardíacos prévios, classe funcional da NYHA > II ou cianose, obstrução cardíaca esquerda e disfunção miocárdica. Os eventos cardíacos adversos são de 5, 27 e 75% quando, respetivamente, nenhum fator está presente, um fator está presente e mais do que um fator de risco está presente.

O score de risco ZAHARA [(Zwangerschap bij aangeboren hartafwijking) (Gravidez em mulheres com doença cardíaca congénita)], também permite calcular a frequência de eventos cardíacos adversos17. No entanto, a escala de classificação do risco gestacional modificada pela Organização Mundial de Saúde (mWHO) é a mais abrangente e amplamente utilizada, parecendo ser mais objetiva e de mais fácil aplicação.

Para além da escala da mWHO, recomendamos ao capítulo ACC e ao Conselho de Cardiologia Pediátrica da Sociedade Interamericana de Cardiologia (SIAC) que conheçam e apliquem os critérios da Classificação Anatómica e Fisiológica em Adultos com Cardiopatia Congénita [(CAF-ACC) (APC-ACHD)], que foi proposta nas diretrizes de 2018 da American Heart Association e do American College of Cardiology (AHA/ACC) em Adult Congenital Heart Disease 2018.

A CAF-ACC integra a anatomia ou a morfologia da CHD reparada ou não reparada com a classe funcional da NYHA (New York Heart Association) e a combinação com 9 variáveis clínicas que, presentes ou não, acrescentam morbilidade. Estas variáveis clínicas são: hipoxémia, hipertensão arterial pulmonar, defeito hemodinamicamente significativo, estenose venosa e arterial, capacidade e presença ou ausência de hipertensão arterial pulmonar. exercício, disfunção de órgãos-alvo, doença valvular adquirida concomitante, arritmia e aortopatia.

A combinação do tipo de DCC (simples, média ou alta complexidade), reparada ou não reparada, com a classe funcional da NYHA (I, II, III e IV) e as variáveis presentes na mulher com DCC, determina finalmente 4 estados da CAF-ACC, que na respectiva ordem de menor para maior gravidade são: A, B, C e D.O capítulo ACC e o Conselho de Cardiologia Pediátrica do SIAC recomendam, para além da aplicação da escala mWHO, combiná-la com a aplicação da CAF-ACC, obtendo assim o maior grau de precisão objetiva na classificação do risco gestacional em mulheres com DCC. Ao estabelecer o risco CAF-ACC e mWHO, é possível determinar as alterações na evolução gestacional, permitindo determinar o comportamento clínico e assim estabelecer um plano de assistência ao parto e monitorização hemodinâmica. Esta objetividade mais precisa da estratificação de risco permite também antecipar e evitar consequências hemodinâmicas graves no pós-parto imediato e puerpério precoce, onde ocorrem a maioria das complicações nas mulheres com CC. Desta forma, asseguram-se cuidados maternos e infantis adequados.

Considerações especiais

Todas as gravidezes com hipertensão pulmonar (HP) devem ser monitorizadas de perto com terapêuticas avançadas e o parto deve ser realizado por uma equipa multidisciplinar com experiência em HP20. Como regra geral, a gravidez é absolutamente contra-indicada na presença da síndrome de Eisenmenger. Em caso de cianose grave (SO2 < 85%), a gravidez não é recomendada.

No caso das válvulas mecânicas, os antagonistas da vitamina K devem ser substituídos por uma forma de heparina de baixo peso molecular durante o primeiro trimestre. Depois, durante o segundo trimestre, os antagonistas da vitamina K podem voltar a ser substituídos por antagonistas da vitamina K até às 36 semanas, para evitar a trombose provocada pela heparina.

Estudos que avaliam a utilidade dos resultados adversos da gravidez na estratificação do risco de doença vascular

Relativamente poucos estudos publicados avaliaram rigorosamente a utilidade de adicionar uma história de resultados adversos na gravidez à estratificação convencional do risco de doença vascular. Estes estudos sugerem que, embora os resultados adversos da gravidez possam ser um fator de desenvolvimento precoce de doença vascular, podem não contribuir substancialmente para a previsão de VE ou para a reclassificação líquida de VE quando se tem em conta os factores de VD estabelecidos.

De facto, é possível que o peso dos resultados adversos da gravidez como fator de risco vascular possa ser confundido com a diabetes mellitus, a hipertensão e a dislipidemia já presentes. Estudos anteriores avaliaram a informação adicional fornecida pelos seguintes resultados adversos da gravidez: perda fetal, perturbações hipertensivas da gravidez, parto pré-termo e pré-eclâmpsia, pré-eclâmpsia, hipertensão gestacional, parto pré-termo ou parto de um feto pequeno para a idade gestacional. A capacidade de previsão que os resultados adversos da gravidez podem acrescentar pode ser limitada pela sua menor prevalência em comparação com os factores de risco vascular tradicionais e pelos dados mais actuais fornecidos pelos factores de risco vascular clássicos. Além disso, os estudos sobre a estratificação do risco de eventos vasculares tendo em conta os resultados adversos da gravidez foram realizados em mulheres de meia-idade e mais velhas, fases em que é mais provável que os factores de risco vascular convencionais já se tenham desenvolvido, limitando a potencial contribuição dos resultados adversos da gravidez na identificação de mulheres com maior risco de eventos vasculares a longo prazo.

Modificação do estilo de vida para a redução da raiva em mulheres com perturbações relacionadas com a gravidez como primeira medida

É essencial estabelecer políticas de promoção da saúde e ambientes saudáveis que promovam estilos de vida saudáveis, modificando factores de risco como a inatividade física, a alimentação pouco saudável, o consumo de tabaco e de álcool, a exposição à poluição atmosférica e sonora (especialmente do tráfego rodoviário) e actuando sobre as alterações climáticas.

Por outras palavras, facilitar a saúde, criando ambientes onde as opções por defeito são promotoras da saúde. A promoção de uma alimentação saudável inclui medidas legislativas para proibir ou reduzir as gorduras trans, reduzir a ingestão de calorias, sal, açúcares adicionados e gorduras saturadas em alimentos preparados e bebidas, medidas fiscais (tributação ou incentivos) sobre alguns alimentos e bebidas e a disponibilidade de refeições saudáveis nos menus servidos e nas máquinas de venda automática de alimentos no ambiente escolar e de trabalho. Inclui também recomendações, principalmente legislativas, para reduzir o consumo de tabaco e de álcool: regulamentação do consumo em locais públicos; disponibilidade e venda; publicidade; rotulagem e embalagem; políticas de preços e implementação de campanhas educativas. Por último, são recomendadas medidas para reduzir as emissões de pequenas partículas e de gases poluentes, a utilização de combustíveis sólidos e o tráfego rodoviário, bem como para limitar as emissões de dióxido de carbono, a fim de reduzir a morbilidade e a mortalidade causadas por eventos vasculares. A abordagem de base populacional pode trazer numerosos benefícios, tais como a redução das desigualdades em matéria de saúde, a prevenção de outras doenças não transmissíveis que têm factores de risco e determinantes comuns aos eventos vasculares, como o cancro, as doenças pulmonares e a diabetes mellitus de tipo 2, bem como a redução dos custos sociais e de saúde decorrentes dos eventos vasculares evitados.

É igualmente necessário compreender que as condições de vida e os determinantes sociais da saúde determinam não só um risco vascular diferente, mas também um acesso diferente às medidas de prevenção e promoção. Por conseguinte, é fundamental manter uma abordagem de equidade (incluindo uma abordagem de género) no desenvolvimento de estratégias ou intervenções. Padrões alimentares para otimizar a saúde vascular em mulheres em idade reprodutiva e mulheres grávidas. Os padrões alimentares saudáveis podem otimizar a saúde vascular de todas as mulheres, o que pode ser especialmente importante antes da gravidez. Estudos epidemiológicos de coorte sugerem que padrões alimentares saudáveis até três anos antes da gravidez (ou seja, caracterizados por um elevado consumo de frutas, legumes e leguminosas, frutos secos e peixe, e um baixo consumo de carnes vermelhas e processadas) estão associados a um menor risco de perturbações hipertensivas da gravidez, diabetes gestacional e parto prematuro. A nutrição materna nos doze meses anteriores à conceção pode afetar o crescimento e o desenvolvimento do feto, bem como a idade gestacional e o peso à nascença. Entre as mulheres com gravidezes sem complicações, a dieta DASH (Dietary Approaches to Stop Hypertension) foi associada a uma pressão arterial mais baixa do que outros padrões alimentares. Uma dieta rica em proteínas e fruta foi associada a um menor risco de parto prematuro, enquanto uma dieta rica em gordura e açúcar foi associada a um maior risco de parto prematuro. Entre as mulheres com diabetes gestacional, a dieta DASH foi associada a melhores resultados na gravidez, incluindo menores necessidades de insulina. Seguir a dieta DASH durante a gravidez foi associado a um menor risco de parto prematuro, de acordo com um estudo de coorte. Embora estas associações possam ser confundidas por outros factores médicos e de estilo de vida favoráveis, parece claro que recomendar o consumo de uma dieta saudável, como a dieta mediterrânica, é um programa de saúde adequado.Considerações especiais para otimizar a ingestão alimentar em mulheres em idade reprodutiva e mulheres grávidas com diabetes gestacional ou pré-eclâmpsia. Recomenda-se que as mulheres em idade reprodutiva consumam ácido fólico e suplementos de ferro, para além de um padrão alimentar saudável.

A profilaxia da anemia por deficiência de ferro durante a gravidez baseia-se na garantia de 30 mg de ferro elementar por dia durante a gravidez em gestações únicas e 60 mg/dia em gestações múltiplas.

Durante a lactação, a ingestão deve ser de 15 mg/dia durante a amamentação. Recomenda-se uma dieta equilibrada de alimentos ricos em ferro (carne de vaca, frango, peru ou porco, peixe, legumes [espinafres e acelgas], leguminosas [lentilhas], frutos secos e cereais fortificados), juntamente com a suplementação oral de ferro em doses baixas a partir da 20ª semana de gestação em mulheres que apresentem reservas inadequadas de ferro.

Em mulheres grávidas com risco de anemia por deficiência de ferro, tais como gravidezes múltiplas, cirurgia gastrointestinal, dietas pobres em ferro, adolescentes ou mulheres com períodos inter-gestacionais curtos, inferiores a um ano, pode ser avaliado um estudo específico através de um perfil férrico e pode ser considerada a suplementação se a anemia por deficiência de ferro for confirmada. Os suplementos devem ser tomados de preferência ao deitar ou entre as refeições, juntamente com vitamina C para favorecer a sua absorção, desde que os efeitos secundários o permitam, e não devem ser tomados com chá, leite ou café. Alguns comentários sugerem que a suplementação universal de ferro para mulheres saudáveis com nutrição adequada e estado normal de ferro não é necessária e pode não ser segura, aconselhando que a suplementação deve ser adaptada às necessidades individuais.

Em Espanha, a Direção Geral de Saúde Pública do então Ministério da Saúde e do Consumo aconselha que as mulheres sem antecedentes de gravidez afetada por um Defeito do Tubo Neural (DTN) que planeiam engravidar tomem 0,4 mg/dia de ácido fólico, enquanto as que têm antecedentes de gravidez afetada por DTN devem tomar 4 mg/dia de ácido fólico, em ambos os casos desde pelo menos um mês antes da gravidez e durante os primeiros três meses de gravidez, para além de uma dieta com alimentos ricos em ácido fólico (NE=Ia-A).

O cumprimento das recomendações dietéticas e de atividade física pode reduzir o risco de desenvolver diabetes gestacional. O aumento do risco de desenvolver diabetes tipo 2 entre as mulheres que tiveram diabetes gestacional sugere que a adoção de uma dieta saudável pode ser particularmente valiosa na prevenção da diabetes de início tardio.

Embora um elevado nível de evidência documente o efeito benéfico de um padrão alimentar saudável na redução da pressão arterial na população em geral, existem dados inconsistentes sobre o seu valor na prevenção do desenvolvimento de hipertensão crónica após a pré-eclâmpsia. Futuros ensaios clínicos poderiam investigar a eficácia das alterações alimentares na prevenção do desenvolvimento de factores de risco de DCV em mulheres que sofreram uma EAR, em particular a diabetes gestacional e as perturbações hipertensivas da gravidez.

Atividade física para otimizar a saúde vascular em mulheres em idade reprodutiva e mulheres grávidas. A obesidade materna e o ganho de peso gestacional excessivo estão associados, a curto prazo, a dificuldades na amamentação (que, tal como analisado neste documento, tem efeitos protectores na saúde cardio-metabólica) e, a longo prazo, à retenção de peso pós-parto, à diabetes tipo 2 e a um risco acrescido de distúrbios hipertensivos subsequentes da gravidez. A obesidade pré-concecional e o aumento excessivo do peso gestacional também conduzem a um risco acrescido de resultados adversos relacionados com a adiposidade na descendência, tais como um IMC e uma massa gorda total e abdominal mais elevados na infância, riscos cardiometabólicos como a hipertensão infantil, alterações na estrutura cardíaca e parâmetros bioquímicos alterados, tais como níveis elevados de insulina e triglicéridos, bem como níveis baixos de colesterol HDL.

As intervenções conduzidas por profissionais de saúde podem ter uma maior eficácia na redução de peso do que as conduzidas por não profissionais de saúde, e a dieta e o exercício supervisionado combinados mostraram uma maior redução média de peso numa meta-análise que concluiu que as intervenções baseadas na dieta e/ou na atividade física durante a gravidez reduzem o aumento excessivo de peso gestacional e também reduzem a probabilidade de cesariana, sem evidência de que os efeitos diferissem entre subgrupos de mulheres.

No entanto, para conseguir um maior impacto na população, é fundamental o trabalho intersectorial e interdisciplinar a nível comunitário e local. Nas gravidezes sem complicações, a recomendação seria uma atividade física de intensidade moderada durante pelo menos 150 minutos de atividade física moderada distribuída ao longo da semana, de acordo com as recomendações da Organização Mundial de Saúde e do Ministério da Saúde.

As mulheres que são sedentárias antes da gravidez devem aumentar gradualmente a sua atividade física. Da mesma forma, recomenda-se 150 min/semana de atividade aeróbica de intensidade moderada durante a gravidez e o pós-parto, seguido de um aumento gradual da atividade física. atividade física vigorosa em mulheres que já eram activas antes da gravidez. Não é recomendado iniciar uma atividade física de intensidade vigorosa durante a gravidez se a mulher era anteriormente inativa. A atividade física de intensidade moderada durante a lactação não afecta a quantidade ou a composição do leite nem o crescimento do bebé. Outros factores relacionados com o estilo de vida. O consumo de intoxicantes (tabaco, álcool, outras drogas) durante a gestação e no pós-parto é fortemente desaconselhado devido aos seus efeitos adversos a curto e longo prazo na saúde fetal, incluindo parto prematuro, restrição do crescimento fetal/baixo peso à nascença, síndrome da morte súbita do lactente, problemas de desenvolvimento neurológico e comportamentais, perturbações do espetro alcoólico fetal, obesidade, hipertensão, diabetes de tipo 2, função pulmonar deficiente ou asma. Estas recomendações também influenciam a redução da VE em mulheres com EAR relacionada com o tabagismo, uma vez que o tabagismo é um dos factores de risco modificáveis mais importantes nas mulheres na pré-menopausa.

A área do sono e do stress pós-parto, incluindo a depressão, a ansiedade e as doenças vasculares subsequentes nas mulheres, ainda não foi bem estudada, mas representa uma área importante para investigação futura e uma oportunidade potencial para futuras recomendações sobre o estilo de vida exclusivo das mulheres em idade fértil.

MÉTODO

Foi realizado um estudo de série de casos durante o período de janeiro a dezembro de 2015 no Serviço de Cardiopatia e Gravidez do Hospital Geral Universitário "Vladimir Ilich Lenin", Província de Holguín, com o objetivo de contribuir para o programa Materno-Infantil para uma melhor compreensão da evolução da gravidez em pacientes com doença cardíaca. O universo do estudo foi constituído pelas grávidas cardiopatas que foram atendidas na Clínica de Cardiopatia e Gravidez durante o período do estudo. Foram consideradas gestantes cardiopatas aquelas com diagnóstico prévio, diagnóstico confirmado ou primeiro diagnóstico de lesão cardíaca, de acordo com a anamnese e exames complementares. O diagnóstico e o seguimento clínico foram efectuados por dois cardiologistas do serviço de cardiologia do hospital, com o apoio de um ginecologista-obstetra na definição da conduta final.Como exames complementares, cada doente realizou um ECG de superfície de 12 derivações com equipamento Cardiocid BB A5102 e um ecocardiograma M, 2D e Doppler com equipamento Prosound Alfa10 Premier. O seguimento foi efectuado de acordo com a classificação funcional da New York Heart Association: mensalmente para as classes III e IV e trimestralmente para as classes I e II. As variáveis consideradas foram registadas. Quando necessário, foram repetidos exames complementares.

Para determinar a capacidade funcional dos doentes, foram utilizados os critérios da New York Heart Association:

- Grau I: Sem limitações à atividade física.
- Grau II: limitação ligeira da atividade física.
- Grau III: limitação acentuada da atividade física. Recupera durante o repouso.
- Grau IV: Incapacidade para a atividade física ao mais pequeno esforço, insuficiência cardíaca presente.

Os casos foram excluídos do estudo se não preenchiam os critérios de diagnóstico de doença cardíaca e/ou se tinham abandonado o seguimento a seu pedido ou tinham sido transferidos para outra província.

Para atingir o primeiro objetivo específico, foram definidas variáveis de acordo com o tipo de lesão cardíaca específica: congénita, reumática e outras; com informação proveniente das histórias clínicas de cada doente. Para a determinação do momento do diagnóstico da doença cardíaca, definimos se o diagnóstico foi feito antes ou durante a gravidez; considerámos também o momento em que foi comunicado o conselho obstétrico dado pelo médico assistente e o conselho dado pelo cardiologista relativamente à gravidez ou continuação da gravidez, interrupção da gravidez ou proibição da gravidez. Foi considerada uma complicação cardíaca se, em qualquer momento durante a gravidez ou o puerpério: disritmias cardíacas, edema pulmonar agudo, endocardite infecciosa ou outra que exigisse intervenção e tratamento médico. As informações foram recolhidas dos registos médicos das pacientes.

O período da gestação foi considerado no primeiro, segundo e terceiro trimestre, durante o trabalho de parto e puerpério, o que permitiu a adequada interpretação e comparação das informações com outros estudos. A via final de parto foi definida como parto eutecológico, instrumental ou cesárea, especificando, no caso de distócia, se a causa foi obstétrica ou cardíaca.

Considerou-se morbimortalidade perinatal o peso ao nascer inferior a 2500 gramas, hipóxia grave, óbitos fetais ou recém-nascidos falecidos; todas estas variáveis relacionadas com a patologia da mãe. A informação será retirada dos registos médicos obstétricos no momento do parto. Recolhida através de um questionário, elaborado pelo autor e pelo tutor, que permitiu dar resposta aos objectivos definidos, sendo a informação completada com a revisão das histórias clínicas. Foi criada uma base de dados automatizada com a informação; a base de dados foi interrogada de acordo com as tabelas de output elaboradas em resposta aos objectivos. Para a realização do estudo, foi utilizado o sistema operativo Windows Vista Ultímate num PC P5. Os cálculos dos diferentes parâmetros e testes estatísticos, bem como a sua análise, foram efectuados utilizando o pacote estatístico do programa Excel ou o tabulador do Microsoft Office.

Os resultados foram apresentados em tabelas de contingência de colunas e linhas, utilizando-se frequências absolutas para descrever as gestantes com cardiopatia congênita ou adquirida de acordo com as variáveis estudadas, e a porcentagem foi utilizada como medida-resumo das variáveis qualitativas e foi organizada em escala nominal e ordinal, que foram processadas em computador. Para a variável idade foram utilizadas estatísticas como a média e o desvio padrão. Os resultados foram analisados com recurso ao programa estatístico MedCalc®.

Principais variáveis:

- Categoria.
- Lesão cardíaca.
- Diagnóstico.

- Orientação.
- Capacidade funcional.
- Complicações.
- Momentum.
- O canal de parto.
- Morbidade e mortalidade.

Operacionalização das variáveis e definição das escalas.

Variável	Tipo de Variável	Operacionalização	
		Escala	Descrição
Categoria de diagnóstico	Qualitativo Nominal	Reumático	doença inflamatória recorrente, não supurativa, causada pelo estreptococo beta-olítico do grupo A, que dos dois aos três meses de idade, é uma ou três semanas de causar faringotonsilite aguda, sendo o coração o principal órgão afetado.
		Congénita	-Quando a doença se deve a um problema de desenvolvimento e maturação do feto
		Outros	- Qualquer outra causa
Lesão cardíaca	Qualitativo Nominal	Reumático:	-Ao ter em conta que a entidade em causa é de causa reumática
		Estenose mitral	
		Insuficiência mitral	
		Doença mitral	
		Doença mitroaórtica	
		Insuficiência aórtica	
		Estenose aórtica	
		Congénita: Aorta Bicúspide Aorta CIV	-Quando se tem em conta que a entidade correspondente é de causa congénita
		CIA	
		Estenose pulmonar	
		Outros:	
		Prolapso da válvula	
		Mitral	
		Cirurgia cardíaca	
		Pré-excitação	
		Cardiomiopatia periparto	--Quando se tem em conta que a entidade correspondente tem qualquer outra causa não reumática ou não congénita

Diagnóstico de doenças cardíacas	Qualitativo Nominal	Antes da gravidez Durante a gravidez	-Período anterior em que a mulher não está grávida -Período em que a mulher do está em construção
Orientação	Qualitativo Nominal	Pode engravidar ou continuar a gravidez Não pode engravidar Interromper a gravidez Não recebeu o aconselhamento	-Se a paciente pode engravidar ou continuar a gravidez -Se a paciente não puder engravidar -Se a gravidez tiver de ser interrompida -Se o doente não tiver recebido aconselhamento
		Grau I	-Sem limitação física dos movimentos, sem sintomas com a atividade física de rotina, apesar da disfunção ventricular (confirmada, por exemplo, por ecocardiografia).
		Grau II	-Os sintomas aparecem com a atividade física diária normal (por exemplo, subir escadas), resultando em fadiga, dispneia e palpitações. Desaparecem com o repouso ou com uma atividade física mínima, quando o doente se sente mais confortável.
Capacidade funcional	Qualitativo Ordinal		
		Grau III	-Existe uma limitação acentuada do exercício físico. Os sintomas aparecem com pequenas actividades físicas (como caminhar). Desaparecem com o repouso.
		Grau IV	-Incapacidade de realizar qualquer atividade física. Aparece sintomas mesmo em repouso.
Complicações	Qualitativo Nominal	Arritmias cardíacas	-Distúrbios do ritmo cardíaco, é um alteração do ritmo cardíaco, quer porque acelera, quer porque abranda ou porque desacelera.

		Edema agudo do pulmão Endocardite infecciosa	batimento cardíaco irregular, que ocorre quando há anomalias no sistema de condução eléctrica do coração. -Acumulação de líquidos nos pulmões com edema intersticial e insuficiência linfática de origem cardíaca -Processo inflamatório localizado no revestimento interno de câmaras e válvulas nativas ou protéticas. cardíaco
Tempo de apresentação das complicações	Qualitativo Ordinal	Primeiro Trimestre Segundo Trimestre Terceiro Trimestre Durante o parto Durante o puerpério	-Os primeiros três meses de gravidez -Os segundos três meses de gravidez -Os três meses de gravidez -Hora em que o nascimento ocorre -Tempo após a entrega
Percurso do parto	Qualitativo Nominal	Cesariana instrumentada eutiroideia	-Entrega normal -Parto cirúrgico -Parto com necessidade de instrumentos
Morbidade e mortalidade	Qualitativo Nominal	Prematuridade Hipóxia grave ao nascer	Nascimento antes das 36,6 semanas de gestação Diminuição dos valores de oxigénio abaixo dos limites normais

Aspectos éticos

- Critérios da Associação Médica Mundial (Protocolo de Helsínquia) na sua versão atual para a investigação em seres humanos, baseados nos princípios da autonomia, beneficência, justiça e não maleficência como forma de garantir a proteção ética dos pacientes em estudo.

- A possibilidade de se retirar do estudo em qualquer altura sem afetar a qualidade dos cuidados médicos exigidos pelos pacientes.

ANÁLISE E DISCUSSÃO DOS RESULTADOS

O aumento do número de mulheres grávidas com doenças cardíacas que são avaliadas na clínica de doenças cardíacas e gravidez do Hospital Geral Universitário "Vladimir Ilich Lenin" com uma avaliação cardiológica e obstétrica rigorosa levou a um diagnóstico rápido de doenças cardíacas, que no estado não grávido passam despercebidas.

Tabela 1. Distribuição dos casos de acordo com a categoria diagnóstica de origem.

Categoria	№	%
Outros	23	38,3
Congénita	19	31,7
Reumático	18	30
Total	60	100

Fonte: Base de dados.

Ao analisarmos as principais cardiopatias associadas à gravidez segundo a categoria diagnóstica (Tabela 1), o maior número de casos foi observado na categoria outras com 23 (38,3%).Nos resultados, as lesões congénitas e reumáticas são praticamente iguais, pois a taxa natural das segundas diminui enquanto a das primeiras se mantém relativamente constante (0.8*100 nados vivos), devido à melhoria das cardiopatias congénitas que permite que uma maior população de doentes com cardiopatia atinja a idade reprodutiva e à diminuição da incidência da febre reumática devido a um maior controlo profilático e terapêutico (González Maqueda, et. al., Os resultados da investigação estão de acordo com a literatura consultada, que sugere um predomínio das cardiopatias congénitas. De acordo com a literatura consultada e com autores como Manso, et. al. (2008), Thorne, et. al. (2006), & Regitz-Zagrosek, et. al. (2014), atualmente nos países desenvolvidos, a principal causa de doença cardiovascular na gravidez é de origem congénita, devido ao quase desaparecimento da febre reumática e à melhoria dos cuidados e do manejo cirúrgico destas doentes. Outras causas, embora menos frequentes, incluem as doenças hipertensivas, isquémicas, sifilíticas e cardiomiopatias, entre outras.

Tabela 2. Distribuição dos casos de acordo com a lesão cardíaca específica

Lesión cardíaca	№	%
*Congénitas		
-Aorta Bicúspide	2	3,30
-CIV	9	15,0
-CIA	5	8,30
-Estenosis Pulmonar	3	5,00
*Reumáticas		
-Estenosis Mitral		
	8	13,3
-Insuficiencia Mitral		
	5	8,30
-Enfermedad Mitral		
	2	3,30
-Enfermedad Mitroaortica		
-Insuficiencia Aortica	1	1,70
-Estenosis Aortica	1	1,70
	1	1,70
*Otras		
-Prolapso de la Válvula Mitral	13	21,7
-Operadas del Corazón	6	10,0
-Pre Excitación	2	3,30
- Miocardiopatía periparto	2	3,30
Total	**60**	**100.0**

Fonte: Base de dados.

A Tabela 2 mostra os casos de acordo com a lesão cardíaca específica. Aqui pode ser visto que as doenças cardíacas mais frequentes foram: prolapso da válvula mitral 13 pacientes (21,7%), estenose mitral 8 pacientes (13,3%) e insuficiência mitral 5 casos (8,3%). Os resultados coincidem com os relatados por outros autores como Mendoza-Calderón, et. al., (2012), Botella Llusiá (1984), & Aguilera Castro, et. al., (2012); que apontam a predominância de gestantes com acometimento da válvula mitral.Nunca é demais ressaltar que a lesão cardíaca mais frequente identificada no estudo foi o prolapso da válvula mitral, o que está relacionado ao desenvolvimento da ecocardiografia e ao alto nível científico alcançado pelos profissionais de saúde. É de salientar que 10% das grávidas (6 casos) tinham sido submetidas a cirurgia cardíaca prévia, não tendo havido complicações em nenhum dos casos. Relativamente aos resultados da casuística estudada, na bibliografia referida existem contradições entre diferentes autores que referem que o prolapso da válvula mitral ocupa o primeiro lugar com uma prevalência de 0.5 a 5 % na população em geral, entre 6 -10 % em mulheres jovens e 21 % em mulheres em idade reprodutiva, o que poderia explicar os resultados, para além de que 6 % dos ecocardiogramas em mulheres jovens, supostamente normais, dão o diagnóstico de prolapso da válvula mitral; estas estimativas colocam-no entre as cardiopatias clínicas mais frequentes, e alguns estudos identificam-no mesmo como a cardiopatia valvular mais frequente.

Tabela 3. Tempo de diagnóstico da doença cardíaca

Diagnóstico	№	%
Antes da gravidez	51	85
Durante a gravidez	9	15
Total	60	100
Fonte: Base de dados.		

Ao analisarmos o momento do diagnóstico da cardiopatia (Tabela 3), 51 casos (85%) foram diagnosticados antes da gestação e apenas 15% (9 casos) foram diagnosticados durante a gestação. Na literatura consultada, autores como Valladares-Carvajal, et. al., (2011) & Mendoza-Calderón, et. al., (2012) relatam uma baixa percentagem de diagnóstico durante a gravidez. Os médicos de cuidados primários desempenham um papel importante no diagnóstico precoce e no tratamento adequado de mulheres grávidas com doença cardíaca. Por conseguinte, os resultados podem estar relacionados com uma melhor gestão do risco pré-concecional, o que permite o diagnóstico de qualquer doença cardíaca antes da gravidez.

Tabela 4. Aconselhamento oferecido no aconselhamento obstétrico.

Orientación	Médico de asistencia		Especialista cardiología	
	№	%	№	%
Puede embarazar o Continuar embarazo	9	15	56	93,3
No puede embarazar	47	78,3	1	1,7
Interrumpir el embarazo	4	6,7	3	5
No recibió consejo	---	---	---	---
Total	60	100	60	100

Fonte: Inquérito.

A Tabela 4 mostra as orientações oferecidas no aconselhamento obstétrico às gestantes pelo médico assistente e pelo especialista em cardiologia. De forma inaceitável, 78,3% das gestantes cardiopatas (47 casos) relataram que o médico assistente orientou que não poderiam engravidar e apenas 9 casos (15%) poderiam engravidar. No entanto, nas consultas de cardiologia, 93,3% das grávidas (56 casos) foram aconselhadas a engravidar ou a continuar a gravidez e apenas 5% dos casos foram aconselhados a interromper a gravidez por terem doença valvular grave com risco de vida.

Na literatura consultada, não foram encontrados estudos que abordassem esta discrepância em termos de aconselhamento obstétrico entre o médico assistente e o especialista em cardiologia, o que poderá estar relacionado com a abordagem dos cuidados de saúde primários no controlo da morbilidade e mortalidade perinatal.É importante reafirmar que a interrupção da gravidez comporta riscos e que, se não houver contraindicação e existirem condições adequadas, é preferível não indicar a interrupção.

Tabela 5. Classificação dos doentes de acordo com a capacidade funcional da sua doença cardíaca.

Capacidade funcional	№	%
I	48	80,0
II	8	13,3
III	3	5
IV	1	1,70
Total	60	100
Fonte: Base de dados.		
Ao estabelecer a classificação de	doentes cardíacos de acordo com	capacidade funcional (Quadro 5) é

Este predomínio pode estar relacionado com a maior frequência destes grupos na doença cardíaca em geral; e tendo em conta que a capacidade funcional III e IV apresentam um maior risco de mortalidade materna e fetal, a gravidez é mais frequentemente evitada nestas doentes. Os resultados concordam com Drenthen, et. al., (2005), Rendón, (2014) onde também é demonstrado um predomínio do grau I.

Tabela 6. Complicações cardíacas em mulheres grávidas.

Complicações	№	%
Disritmias cardíacas	2	66,7
Edema agudo do pulmão	1	33,3
Endocardite infecciosa	---	---
Total	3	100

Fonte: Base de dados.

As complicações cardiovasculares encontradas (Tabela 6) incluíram arritmias, 2 casos com taquicardia supraventricular paroxística, que representaram 66,7% das complicações, e um caso com edema agudo de pulmão (33,3%). Na literatura analisada, Alonso Gómez, et. al., (2012) & Pijuan Domènecha, et. al., (2006), referem valores mais elevados de complicações. Outros autores relatam uma incidência de complicações semelhante à nossa. A sobrecarga hemodinâmica causada pela gravidez, juntamente com o comprometimento implicado pelo dano vascular, poderia explicar a incidência de complicações eléctricas e hemodinâmicas que devem ser tidas em conta no acompanhamento de mulheres grávidas com doença cardíaca. O acompanhamento adequado das doentes cardíacas antes, durante e após o parto por uma equipa multidisciplinar resultou numa baixa taxa de complicações.

Tabela 7. Relação entre capacidade funcional e complicações cardiovasculares.

Capacidade funcional №		Complicações №	%
I	48	---	---
II	8	---	---
III	3	2	66,7
IV	1	1	100
Total	60	3	5

Fonte: Base de dados.

Ao estabelecer a relação entre a capacidade funcional e a ocorrência de complicações (Tabela 7), verifica-se que a maior percentagem de complicações ocorreu nas capacidades funcionais IV (100%) e III (66,7%). Isso mostra que quanto maior a deterioração da capacidade física funcional, maior o risco de complicações na gravidez. Os resultados foram semelhantes aos de outros autores, que também referem uma maior percentagem de complicações em doentes com capacidade funcional III e IV.

Tabela 8. Tempo de ocorrência das complicações

Momento	Complicações	
	№	%
Primeiro trimestre	----	----
Segundo trimestre	----	----
Terceiro trimestre	2	66,7
Durante o parto	----	----
Durante o período pós-parto	1	33,3
Total	3	100

Fonte: Base de dados.

Analisando a cronologia das complicações (Tabela 8), verifica-se que a maior percentagem de 2 casos (66,7%) ocorreu no terceiro trimestre e 1 caso (33,3%) no puerpério.As complicações cardiovasculares podem surgir em qualquer trimestre da gravidez, mas no terceiro trimestre a carga hemodinâmica é maior, o que faz com que surjam com maior frequência nesta fase. O trabalho está de acordo com vários autores Drenthen, et. al., (2005), Conte, et. al., (2002) e outros como Thaman, et. al., (2009), Melvin, et. al., (2009), relatam a maior percentagem de complicações durante o primeiro trimestre da gravidez.

Tabela 9. Via final de parto em mulheres grávidas de acordo com a causa obstétrica ou cardíaca

Categoria Causa obstétrica Causa cardíaca

№		%	№	%	№		%
Eutífilo	39	65	---	---	---		---
Cesariana	12	20	12	100	---		---
Instrumentado	9	15	7	77,8		3	33,3
Total	60	100	19	31,7		3	5,0

Fonte: Base de dados.

A Tabela 9 apresenta a via final de parto das gestantes. O parto eutócico predominou em 39 casos, 5%. 100% dos partos cesáreos (12 casos) foram por causas obstétricas e 77,8% dos partos instrumentados também foram por causas obstétricas. Na literatura consultada, há uma coincidência de critérios no sentido de que o parto deve ser preferencialmente vaginal, com o menor tempo de trabalho de parto possível; e a instrumentação só deve ser indicada nos casos que a exijam, e a cesariana só deve ser realizada se possível por razões obstétricas ou cardiológicas (Manso, et. al., 2008). Os resultados foram semelhantes aos relatados por Schlemmer, (1995) & Acho-Mego, (2011), no que se refere à predominância de parto eutífugo.

Tabela 10. Indicadores de morbidade e mortalidade perinatal nos casos estudados

Morbidade e mortalidade	№	%*
Prematuridade	2	3,3
Hipóxia grave à nascença	2	3,3
Total	4	6,6

Fonte: Base de dados.*---% em relação ao número total de mulheres grávidas.

Ao analisar a morbimortalidade perinatal dos casos estudados (Tabela 10), foram encontrados 2 nascimentos pré-termo (3,3%). Não foram registados casos de mortalidade perinatal e materna. A literatura médica destaca a influência negativa da cardiopatia sobre o produto da conceção como um indicador de baixo peso ao nascer. Os resultados indicam taxas muito baixas de prematuridade e nenhuma morte materna ou neonatal (Fayad Saeta, et. al., (2009) & Emergency Cardiac Care Committee (2009).

CONCLUSÕES

Aumentar o nível de conhecimentos médicos nos cuidados de saúde primários sobre a fisiopatologia das perturbações cardíacas durante a gravidez através de cursos de formação avançada, o que permitirá estabelecer uma seleção adequada das pacientes que podem ou não conceber a sua gravidez e, ao mesmo tempo, aumentar o rastreio das doenças cardíacas na fase pré-natal.

REFERÊNCIAS BIBLIOGRÁFICAS

1. Manso B, Pijuán A, Giralt G, Ferrer Q, Betrián P, et al. Gravidez e cardiopatia congénita. Rev Esp Cardiol [Internet]. 2008 [Citado 12 Nov 2015]; 61(3): [Aproximadamente 8 p.]. Disponível em: http://www.revespcardiol.org/es/embarazo-cardiopatias-congenitas/articulo/13116650/

2. Thorne S, MacGregor A, Nelson-Piercy C. Risk of contraception and pregnancy in heart disease (Risco de contraceção e gravidez na doença cardíaca). Heart [Internet]. 2006 [Citado em 12 de novembro de 2015]; 92(5): [Aprox 6 p.]. Disponível em: http://www.ncbi.nlm.nih.gov/pmc/articles/PMC1861048/

3. Drenthen W, Pieper P, Ploeg M, Voors A, Roos-Hesselink J, Mulder B, et al. Risco de complicações durante a gravidez após a reparação de Senning ou Mustard da transposição completa das grandes artérias. Eur Heart J [Internet]. 2005 [Citado em 4 de setembro de 2015]; 26(13): [Aproximadamente 8 p.]. Disponível em: http://eurheartj.oxfordjournals.org/content/26/23/2588.long.

4. Rendón Iván D, Soto M, Jaramillo M, Palacio AC, Restrepo JA. Tetralogia de Fallot e gravidez. Rev Colomb Cardiol [Internet]. 2014 Aug [cited 2016 Sep 22]; 21(4): [Aprox 5 p.]. Disponível em: http://dx.doi.org/10.1016/j.rccar.2014.04.002.

5. Regitz-Zagrosek V, Blomstrom Lundqvist C, Borghi C, Cifkova R, Ferreira R, Foidart JM. ESC clinical practice guideline for the management of cardiovascular disease during pregnancy. Rev Esp Cardiol [Internet]. 2014 [Citado em 10 de novembro de 2015]; 65(2): [Aproximadamente 7 p.]. Disponível em: http://www.revespcardiol.org/es/guia-practica-clinica-esc-el/article/90093017/.

6. Bouzas B, Gatzoulis MA. Hipertensão arterial pulmonar em adultos com cardiopatia congénita. Rev Esp Cardiol [Internet]. 2005 [Citado 12 Nov 2015]; 58(11): [Aprox 5p.].465-469. Disponível em: http://www.revespcardiol.org/es/hipertension-arterial-pulmonar-adultos-con/article/13074838/.

7. Román Rubio PA, Pérez Torga JE, Guerra Chang E, Couret Cabrera MP, Nodarse A, Sanabria AM. Síndrome de Eisenmenger e gravidez. Rev Cubana Obstet Ginecol [Internet]. 2011 Aug [cited2016 Sep22];37(2): [Aprox 8 p.]. Disponível em: http://scielo.sld.cu/scielo.php?script=sci_arttext&pid=S0138-600X2011000200013&lng=es.

8. Mendoza-Calderón S A, Hernández-Pacheco J A, Estrada-Altamirano A, Nares-Torices MÁ, Orozco Méndez H, Hernández-Muñoz VA. Avaliação inicial de cardiopatia congénita com curto-circuito na gravidez. Perinatol. Reprod. [Internet]. 2012 Set [citado2016Sep22]; 26(3):[Aprox 12 p.].Disponível em: http://www.scielo.org.mx/scielo.php?script=sci_arttext&pid=S0187-53372012000300007&lng=es.

9. Botella Llusiá J, Clavero Núñez JA. Doenças que complicam a gestação. In: Tratado de Ginecología. Havana: Científico Técnica; 1984. p. 111-28.

10. Chio Naranjo I, Guerra Chang E, Yanes Calderón M, Román Rubio P, Pérez Torga JE, Pérez Felpeto R. Impact of pregnancy in pregnant women diagnosed with congenital heart disease. Rev Cubana Obstet Ginecol [Internet]. 2012 Jun [cited 2016 Sep 22] ; 38(2): [Aprox 12 p.]. Disponível em: http://scielo.sld.cu/scielo.php?script=sci_arttext&pid=S0138-600X2012000200004&lng=en.

11. Conte MR, Piccininno M, Bernabò P, Bonfiglio G, Bruzzi P, et al. Risco associado à gravidez na cardiomiopatia hipertrófica. J Am Coll Cardiol [Internet]. 2002 [Citação 13 Nov 2015]; 40(10): [Aprox 13 p.]. Disponível em: http://content.onlinejacc.org/article.aspx?articleid=1130491

12. Gutiérrez Aliaga Y, Chio Naranjo I, Guerra Chang E, Gutiérrez Aliaga Y, Rodríguez Jorge I. Caracterização das grávidas com cardiopatia no Hospital Docente Ginecobstétrico "Ramón González Coro". Medisur [Internet]. 2011 [Citado 4 Set 2015]; 9(5): [Aproximadamente 7 p.]. Disponível em: http://www.medisur.sld.cu/index.php/medisur/article/view/1713.

13. Labrada Comas YR, Bonet Romero O, Quesada Fondín Mi, Garcés Rojas E, Hernández Díaz N. Anaesthesia for pregnant women with pregnancy-associated cardiomyopathy. CCM [Internet]. 2016 Mar [cited 2016 Sep 22]; 20(1): [Aprox 10 p.]. Disponível em: http://scielo.sld.cu/scielo.php?script=sci_arttext&pid=S1560-43812016000100021&lng=es.

14. Hall ME, Eric M. G, Joey P. G. O coração durante a gravidez. Rev Esp Cardiol [Internet]. 2011[Citado em 2 set 2015]; 64(11): [Aprox 6 p.]. Disponível em: http://www.revespcardiol.org/es/el-corazon-durante-el-embarazo/articulo/90034667/.

15. Casellas M. Cardiopatia e gestação. In. Cabero Roura L, Cararach Ratonera V. XIII Curso intensivo de formação contínua. Medicina materno-fetal. Madrid: Grupo Menariri; 2011.p. 79-82.

16. Aguilera Castro F, Díaz P, Calderón JC, Gutiérrez I. Cardiopatia e gravidez:

série de casos. Rev Colomb Anesthesiol [Internet]. 2011 July [cited 2016 Sep 22]; 39(2): [Aprox 8 p.]. Disponível em: http://www.scielo.org.co/scielo.php?script=sci_arttext&pid=S0120-33472011000200005&lng=en. http://dx.doi.org/10.5554/rca.v39i2.103.

17. Reinoso R, Alcina Vázquez J, Fernández Pérez M, Luna Alonso MC. Incidência de doenças cardíacas durante a gravidez em Villa Clara. CorSalud [Internet]. 2012 [citado 20 jul 2015];4(3):[aprox. 4 p.]. Disponível em: http://www.corsalud.sld.cu/sumario/2012/v4n3a12/embarazo.html

18. Vega Gutiérrez E, Rodríguez Velásquez L, Gálvez Morales V, Sainz Cruz LB, García Guevara C. Incidência e tratamento das cardiopatias congénitas em San Miguel del Padrón. Rev Cubana Med Gen Integr [Internet]. 2012 Sep [cited 2016 Sep 22] ; 28(3): [Aproximadamente 15 p.]. Available At: http://scielo.sld.cu/scielo.php?script=sci_arttext&pid=S0864-21252012000300002&lng=es

19. Evert Jiménez C, Andrés Zapata-Cárdenas. Enfermedad valvular mitral y embarazo: una amenaza latente Doença cardíaca da válvula mitral e gravidez: A Latent Threat Doença valvular mitral e gravidez: uma ameaça latente. Med U B P [Internet]. 2013 [Citado 12 Set 2015]; 32(1):[Aprox 6 p.]. Disponível em: http://www.sci.unal.edu.co/scielo.php?script=sci_arttext&pid=S0120-48742013000100005&lng=es&nrm=is.

20. Valladares-Carvajal F, Bernia-Sarría S, González-Rodríguez C. Cardiopatias e gravidez. Rev Finlay [Internet]. 2011 [citado 2015 ago 19]; 1(1):[aprox. 3 p.]. Disponível em: http://www.revfinlay.sld.cu/index.php/finlay/article/view/23

21. Acho-Mego Segundo C, Paredes-Salas JR.Considerações sobre cardiopatia adquirida e gestação. Rev Peru Ginecol Obstet [internet]. 2011 [Citado 12 Nov 2015]; 57(3): [Aprox 6 p.]. Disponível em: http://www.scielo.org.pe/scielo.php?script=sci_arttext&pid=S2304-51322011000300009&lng=en&nrm=iso.

22. Mendoza-Calderón S A, Hernández-Pacheco JA, Estrada-Altamirano Al, Nares-Torices MÁ, Orozco Méndez H, Hernández-Muñoz VA. Avaliação inicial de cardiopatia congénita com curto-circuito na gravidez. Perinatol. Reprod. [Internet]. 2012 Sep [cited 2016 Sep 23] ; 26(3) : [Aprox 12 p .]. Disponível em: http://www.scielo.org.mx/scielo.php?script=sci_arttext&pid=S0187-53372012000300007&lng=es.

23. Mayorga HC, Rodríguez AJG, Enríquez GG, Alarcón R, Gamboa W C, Capella SD, et al. Cardiopatías congenital heart disease: diagnosis prenatal diagnosis y follow-up. Rev Chil Obstet Gynecol [Internet]. 2013 Oct [Citado

2016 Sep 23] ; 78(5): [Aprox 8 p.]. Disponível em: http://www.scielo.cl/scielo.php?script=sci_arttext&pid=S0717-75262013000500004&lng=en.

24. Román Rubio P, Pérez Torga JE, Guerra Chang E, Hernández García S, Gómez Graham DT, Cotilla Morales E. Recomendações gerais para o manejo da mulher grávida com **doença** cardíaca (Parte I). Rev Cubana Cardiol Cir Cardiovasc [Internet]. 2010 [Citado 12 Jun /2015];16(3): [Aproximadamente 8 p.]. Disponível em: http:**//www.bvs.sld.cu/revistas/car/vol16_3_10/car08310.html.**

25. Fayad Saeta Y, López Barroso R, Erasto Lardoeyt Soto, San Pedro López MI. Cardiopatia e gravidez. Rev Cubana Obstet Ginecol [Internet]. 2009 Dec [cited 2016 Sep 22] ; 35(4): [Aprox 11 p.]. Disponível em: http://scielo.sld.cu/scielo.php?script=sci_arttext&pid=S0138-600X2009000400005&lng=en.

26. González Maqueda I, Armada Romero E, Díaz Recasens J, Gallego García de Vinuesa P, García Moll , Ana González García[a] , et al. Diretrizes de prática clínica da Sociedade Espanhola de Cardiologia em mulheres grávidas com doença cardíaca. Rev Esp Cardiol [internet]. 2000 [citado 24 Set 2015]; 53(11):[Aprox 21 p.].Disponível em: http://www.revespcardiol.org/es/guias-practica- clinica-sociedad-espanola/articulo/12087/

27. Rodríguez Hidalgo N, Cuité León E, Cordero Isaac R. Cardiopatias e gravidez. In: Manual de diagnóstico y tratamiento en Obstetricia y Perinatología. Havana: Ecimed; 2000. p. 294-304.

28. Valdivia E, PA. Doblas, JJ. Sánchez-Rosas, M. A. Barber, I. Eguiluz, JV. Hijano, M. Suárez, JR. Andarica, I. Aguilera e J. Herrera. Estenose mitral numa mulher grávida. Relato de um caso. Clin Invest Gin Obst Gynecol [Internet]. 2003 [Citado 13 Nov 2015[; 30(9): [Aprox 4 p.] Disponível em: http://www.elsevier.es/es-revista-clinica-e-investigacion-ginecologia-obstetricia-7-articulo-articular-estenose-mitral-gestante-a-proposito-13055012.

29. Alonso Gómez AM, Borrás X, del Castillo, González AE, Mazón P, Monserrat L, et al. ESC clinical practice guideline for the management of cardiovascular disease during the treatment of cardiovascular disease during the first year of life. pregnancy. Uma visão crítica da cardiologia espanhola Rev Esp Cardiol. 2012;65(2):113- 118.

30. Pijuan Domènecha A, Gatzoulis MA. Gravidez e doença cardíaca. Rev Esp Cardiol [Internet]. 2006 [Citado em 12 de setembro de 2015]; 59(9): [Aproximadamente 14 p.]. Disponível em:

http://www.revespcardiol.org/es/embarazo-cardiopatia/articulo/13092801/
31. Rodríguez Alvárez M, Ojeda González JJ, Álvarez Figueredo Z, Barco Díaz V. Guía de práctica clínica para la asistencia a la paciente obstétrica con cardiopatía: una alternativa de actuación para el anestesiólogo. Medisur [Internet]. 2011 [Citado 10 Out 2015]; 9(5): [Aprox 8 p.]. Disponível em: http://www.medisur.sld.cu/index.php/medisur/article/view/1805/6579.

32. Braunwald. Avaliação e tratamento contemporâneo da cardiomiopatia hipertrófica. Circulation. 2002; 106(21):1312-1316.

33. Thaman R, Varnava A, Hamid MS, Firoozi S, Sachdev B, Condon M, et al. Complicações relacionadas com a gravidez em mulheres com cardiomiopatia hipertrófica. Heart 2009; 89(3):752- 756.

34. Melvin KR, Richarson PJ, Olsen EG, Daly K, Jackson G. Peripartum cardiomyopathy due to myocarditis. N Engl J Med. 2009; 307(7): 731-734.

35. Patton DE, Lee W, Cotton DB, Miller J, Carpenter RJ Jr, Huhta J, et al. Doença cardíaca materna cianótica na gravidez. Obstet Gynecol Surv 2010; 45(8):594-600.

36. Manso B, Gran F, Pijuán A, Giralt G, Ferrer Q, Betrián P, et al. Gravidez e cardiopatia congénita. Rev Esp Cardiol. 2008;61(3):236-43
37. Schlemmer M. Gravidez em paciente com defeito cardíaco congénito. Wien Klin. Wochenschr. 1995; 107(20):608-12.
38. Acho-Mego SC, Paredes-Salas, José Raúl. Considerações sobre cardiopatia congénita e gestação. Rev Peru Ginecol Obstet [Internet]. 2011 [Citado 12 Nov 2015]; 57(3): [Aproximadamente 7 p.]. Disponível em: http://www.scielo.org.pe/scielo.php?script=sci_arttext&pid=S2304-51322011000300008&lng=en&nrm=iso
39. Fayad Saeta Y, López Barroso R, Lardoeyt Soto E, San Pedro López MI. Cardiopatia e gravidez. Rev Cubana Obstet Ginecol [Internet]. 2009 [citado 3 ago 2015];35(4):[aprox. 5 p.]. Disponível em: http://bvs.sld.cu/revistas/gin/vol35_4_09/gin05409.htm

40. Comité de Cuidados Cardíacos de Emergência, Subcomités e Grupos de Trabalho da Associação Americana do Coração. Diretrizes da American Heart Association de 2005 para Ressuscitação Cardiopulmonar e Cuidados Cardíacos de Emergência. Parte 108: Associação de paragem cardíaca com pré-gravidez. Circulation [Internet]. 2009 [Citado em 13 Nov 2015]; 112(4): [Aproximadamente 35 p.]. Disponível em: http://circ.ahajournals.org/content/112/24_suppl

41. Thanajiraprapa T, Phupong V. Pregnancy complications in women with heart disease (Complicações da gravidez em mulheres com doença cardíaca). J Maternal-Fetal Neonatal Med [Internet]. 2010 [Citado 13 Nov 2015]; 23(10): [Aprox 5p]. Disponível em: http://www.ncbi.nlm.nih.gov/pubmed/19903109.

42. Labrada Comas YR, Bonet Romero O, Quesada Fondín M, Garcés Rojas E, Hernández Díaz N. Anaesthesia for pregnant women with pregnancy-associated cardiomyopathy. ccm [Internet]. 2016 Mar [cited 2016 Sep 23]; 20(1): [Aprox. 10p.]. Disponível em: http://scielo.sld.cu/scielo.php?script=sci_arttext&pid=S1560-43812016000100021&lng=es.

43. Gómez Flores JR, Márquez Manlio F. Arritmias na gravidez: como e quando tratar? Arch Cardiol Méx [Internet]. 2007 Jun [cited 2016 Sep 23]; 77(Suppl 2): [Aprox 8 p]. Disponível em: http://www.scielo.org.mx/scielo.php?script=sci_arttext&pid=S1405-99402007000600005&lng=es.

44. Yáñez-Gutiérrez L, Cerrud-Sánchez CE, López-Gallegos D, Márquez-González H, García- Pacheco MB, Jiménez-Santos M. Pregnancy in women with congenital heart disease. Cardiol [Internet]. 2015 [Citado 13 Nov 2015]; 26(4): [Aproximadamente 7 p.]. Disponível em: http://www.scielo.org.mx/pdf/rmc/v26n4/v26n4a7.pdf.

45. Suárez D OH, Vargas Acero LR, Valderrama Hernández JA. Anestesia epidural para cesárea na anomalia de Ebstein. Rev. colomb. anesthesiol [Internet]. 2011 julho [citado 2016 set 23].;39(2):[Aprox10 p.].Disponível em: http://www.scielo.org.co/scielo.php?script=sci_arttext&pid=S0120-33472011000200008&lng=en. http://dx.doi.org/10.5554/rca.v39i2.101.

46. Ocenes Reinoso R, Alsina Vázquez J, Fernández Pérez M, Luna Alonso MC. Incidência de doenças cardíacas durante a gravidez na província de Villa Clara. CorSalud [Internet]. 2012 Jul- Sep [Citado 13 Nov 2015]; 4(3): [Aprox 6 p.]. Disponível em: http://www.corsalud.sld.cu/sumario/2012/v4n3a12/embarazo.html

47. Fayad Saeta Y, López Barroso R, Erasto Lardoeyt Soto, San Pedro López MI. Cardiopatia e gravidez. Rev Cubana Obstet Ginecol [Internet]. 2009 Dec [cited 2016 Sep 23] ; 35(4):[Approx 11p.] Disponível em: http://scielo.sld.cu/scielo.php?script=sci_arttext&pid=S0138-600X2009000400005&lng=en.

48. Halla M, Georgeb E, Granger J. O coração durante a gravidez. Rev Esp Cardiol [Internet].2011 [Citado 13 Nov 2015]; 64(11): [Aprox 6 p.]. Disponível em: http://www.revespcardiol.org/es/el-corazon-durante-el-embarazo/articulo/90034667/

ANEXOS

Anexo 1

Modelo de recolha de dados primários

Nome

Endereço

Idade

Idade gestacional

Data provável de entrega

Diagnóstico de doença cardíaca: -antes da gravidez
-durante a gravidez
Tipo de doença cardíaca: -reumática
-Congenita

-Outros

Lesões cardíacas específicas:

Recebeu aconselhamento obstétrico: Sim Não

Antes da gravidez

Durante a gravidez

6.-Tipo de orientação:	Para o seu médico	Por Cardiologista
(a) Pode impregnar ou		
manutenção da gravidez		
b) Não impregnar		
c) Interrupção da gravidez		
(d) Não recebeu aconselhamento		

Apresentou complicações cardiovasculares: Sim Não

Tipo de complicação: Se presente, isto ocorreu:

Primeiro trimestre de gravidez

Segundo trimestre de gravidez

Terceiro trimestre de gravidez

Capacidade funcional: 12 3 4
Vias de parto: Eutócico
Cesariana
Instrumentado
Se o parto distócico for indicado por: Obstetrícia

Cardiologia

Peso à nascença:

Termo completo

Pré-termo

Estado do produto da gravidez: RN saudável
Falecido NB
Feto morto Outros

Anexo 2
Consentimento informado

Hospital Provincial de Ensino "V. I. Lenin" Hospital Provincial de Ensino Holguín A p r o v o a minha participação numa investigação destinada ao estudo Caracterização clínico-epidemiológica das doenças cardíacas na gravidez. Ano 2015. Hospital V.I. Lenine. Estou disposto a participar na entrevista clínica e autorizo a utilização das informações pelos investigadores. Autorizo a utilização dos resultados em publicações, bem como para outros fins de investigação, desde que sejam benéficos para o desenvolvimento da ciência. Afirmo e confirmo que a nossa participação é totalmente voluntária. Fiz todas as perguntas que considerei necessárias sobre a investigação e, caso pretenda fornecer novas informações ou receber mais informações sobre o estudo, sei que posso contactá-lo:

Dr. Erick Ramón Silva Bermúdez

Concordo com tudo o que precede e, para que conste, aposto o meu punho neste dia do ano de .

Assinatura do doente

DoenteAssinatura do Investigador

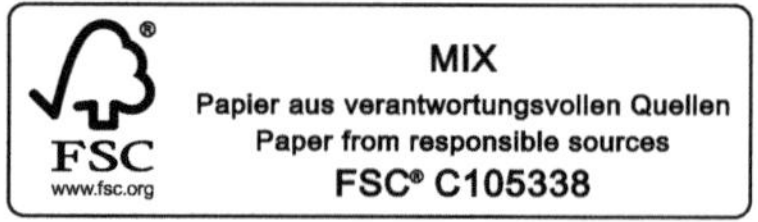

Printed by Books on Demand GmbH, Norderstedt / Germany